運動・からだ図解

症状から治療点をさぐる
トリガーポイント

オールカラー

東京家政大学教授
齋藤昭彦（監修）

はじめに

　筋や筋膜（筋全体、筋束、各筋線維を包む結合組織）の機能に異常が生じると、痛みや関節可動域障害が出現し、日常生活やスポーツなどの活動が制限されます。このような筋・筋膜を触診すると、局所的に柔軟性が低下した部分があり、その部分を圧迫すると痛みが誘発されるトリガーポイントが存在します。

　トリガーポイントは関連する領域に痛みを出現させますが、必ずしも症状の領域に存在するとはかぎりません。したがって、トリガーポイントを探索する場合は、症状の領域にある組織の異常だけでなく、離れた領域の組織の異常を意識する必要があります。

　また、適切なケアをせずに活動を続けると、1つのトリガーポイントがきっかけとなり、次々と新たなトリガーポイントが形成され、遠く離れた身体領域に影響を与えたり、症状を出現させたりすることがあります。この傾向は、問題が長期化すればするほど強くなります。このような二次的に生じたトリガーポイントは、もともとのトリガーポイントよりも新しく、症状が強く現れる傾向にありますので、治療のポイントとして選択されることがあります。

　しかし、二次的に生じたトリガーポイントを治療しても、もともとの原因となっているトリガーポイントを治療しなければ、問題は解決しません。つまり、二次的に生じたトリガーポイントを治療することにより、一時的に症状が軽減したとしても、もともとのトリガーポイントを治療しないかぎり、症状が再燃し、再発を繰り返してしまいます。症状の領域への治療によって効果がみられない場合、再発を繰り返す場合、問題が長期化（慢性化）している場合には、二次的に生じたトリガーポイントのみを治療している可能性があるため、とくに注意が必要です。

　本書は、症状の原因となりうる基本的なトリガーポイントを示しています。本書が、多くのトリガーポイントの中から、症状の原因となっているトリガーポイントを探索し、適切な治療をするプロセスの中で、読者のガイドラインとして機能し、支援するツールとなることを願っています。

東京家政大学教授
齋藤昭彦

目次

はじめに ………………………………………………………… 3

身体各部の名称と位置関係 ……………………………………… 10
身体の方向を表す用語 …………………………………………… 11
痛みから探すトリガーポイント　頭部・顔面・頸部の痛み …… 12
痛みから探すトリガーポイント　肩・上腕・体幹の痛み ……… 13
痛みから探すトリガーポイント　前腕・手の痛み ……………… 14
痛みから探すトリガーポイント　腰部・骨盤・殿部の痛み …… 15
痛みから探すトリガーポイント　大腿部の痛み ………………… 16
痛みから探すトリガーポイント　下腿部・足部の痛み ………… 17

本書の使い方 ……………………………………………………… 18

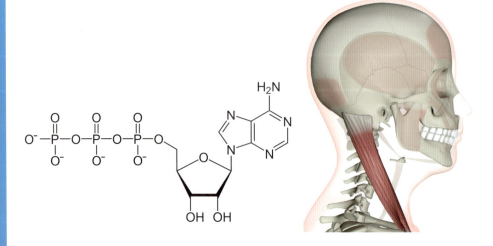

第1章　トリガーポイントの基礎

トリガーポイントとは ・・・・・・・・・・・・・・・・・・・・・・・・・・・・・ 20
トリガーポイントと関連痛 ・・・・・・・・・・・・・・・・・・・・・・・ 22
トリガーポイント治療の利点 ・・・・・・・・・・・・・・・・・・・・・ 24
トリガーポイントの見つけ方 ・・・・・・・・・・・・・・・・・・・・・ 26
手技による治療 ・・・・・・・・・・・・・・・・・・・・・・・・・・・・・・・・ 28
治療上の注意点 ・・・・・・・・・・・・・・・・・・・・・・・・・・・・・・・・ 30
コラム　TP予防のための栄養学 ・・・・・・・・・・・・・・・ 32

第2章　頭部・顔面・頸部の筋肉

前頭筋（ぜんとうきん）・・・・・・・・・・・・・・・・・・・・・・・・・・ 38
眼輪筋（がんりんきん）・・・・・・・・・・・・・・・・・・・・・・・・・・ 40
頬骨筋（きょうこつきん）・・・・・・・・・・・・・・・・・・・・・・・・ 42
咬筋（こうきん）・・・・・・・・・・・・・・・・・・・・・・・・・・・・・・・・ 44
側頭筋（そくとうきん）・・・・・・・・・・・・・・・・・・・・・・・・・・ 46
外側翼突筋（がいそくよくとつきん）・・・・・・・・・・・・・・ 48
顎二腹筋（がくにふくきん）・・・・・・・・・・・・・・・・・・・・・・ 50
後頭下筋群（こうとうかきんぐん）・・・・・・・・・・・・・・・・ 52
胸鎖乳突筋（きょうさにゅうとつきん）・・・・・・・・・・・・ 54
斜角筋（しゃかくきん）・・・・・・・・・・・・・・・・・・・・・・・・・・ 56
肩甲挙筋（けんこうきょきん）・・・・・・・・・・・・・・・・・・・・ 58
板状筋群（ばんじょうきんぐん）・・・・・・・・・・・・・・・・・・ 60
コラム　TPとストレスの悪循環 ・・・・・・・・・・・・・・・ 62

第3章　肩甲骨周囲の筋肉

- 三角筋（さんかくきん）・・・・・・・・・・・・・・・・・・・・・・・・・・・・ 66
- 棘上筋（きょくじょうきん）・・・・・・・・・・・・・・・・・・・・・・・・・ 68
- 棘下筋（きょくかきん）・・・・・・・・・・・・・・・・・・・・・・・・・・・・ 70
- 小円筋（しょうえんきん）・・・・・・・・・・・・・・・・・・・・・・・・・・ 72
- 肩甲下筋（けんこうかきん）・・・・・・・・・・・・・・・・・・・・・・・ 74
- 広背筋（こうはいきん）・・・・・・・・・・・・・・・・・・・・・・・・・・・・ 76
- 大円筋（だいえんきん）・・・・・・・・・・・・・・・・・・・・・・・・・・・・ 78
- 大胸筋（だいきょうきん）・・・・・・・・・・・・・・・・・・・・・・・・・・ 80
- 小胸筋（しょうきょうきん）・・・・・・・・・・・・・・・・・・・・・・・・ 82
- 前鋸筋（ぜんきょきん）・・・・・・・・・・・・・・・・・・・・・・・・・・・・ 84
- **コラム　睡眠の質とTP**・・・・・・・・・・・・・・・・・・・・・・・・・ 86

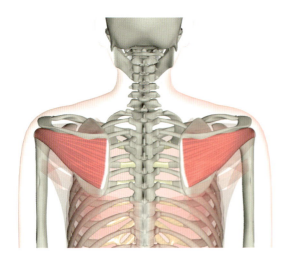
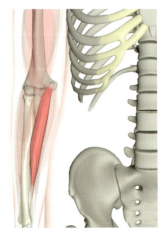

第4章　上腕・前腕の筋肉

上腕二頭筋（じょうわんにとうきん）・・・・・・・・・・・・・・・・・・・・ 94
上腕筋（じょうわんきん）・・・・・・・・・・・・・・・・・・・・・・・・・・・・・ 96
上腕三頭筋（じょうわんさんとうきん）・・・・・・・・・・・・・・・・・ 98
腕橈骨筋（わんとうこつきん）・・・・・・・・・・・・・・・・・・・・・・・・ 100
円回内筋（えんかいないきん）・・・・・・・・・・・・・・・・・・・・・・・ 102
橈側手根屈筋（とうそくしゅこんくっきん）・・・・・・・・・・・ 104
長掌筋（ちょうしょうきん）・・・・・・・・・・・・・・・・・・・・・・・・・・ 106
浅指屈筋（せんしくっきん）・・・・・・・・・・・・・・・・・・・・・・・・・ 108
深指屈筋（しんしくっきん）・・・・・・・・・・・・・・・・・・・・・・・・・ 110
尺側手根屈筋（しゃくそくしゅこんくっきん）・・・・・・・・・・ 112
肘筋（ちゅうきん）・・・・・・・・・・・・・・・・・・・・・・・・・・・・・・・・・ 114
長橈側手根伸筋（ちょうとうそくしゅこんしんきん）・・・・・・ 116
短橈側手根伸筋（たんとうそくしゅこんしんきん）・・・・・・ 118
回外筋（かいがいきん）・・・・・・・・・・・・・・・・・・・・・・・・・・・・・ 120
総指伸筋（そうししんきん）・・・・・・・・・・・・・・・・・・・・・・・・ 122
尺側手根伸筋（しゃくそくしゅこんしんきん）・・・・・・・・・・ 124
コラム　TP予防につながる筋力トレーニング・・・・・・・ 126

第5章　体幹・骨盤周囲の筋肉

腹直筋（ふくちょくきん）・・・・・・・・・・・・・・・・・・・・・・・・・・・ 132
外腹斜筋（がいふくしゃきん）・・・・・・・・・・・・・・・・・・・・・・ 134
内腹斜筋（ないふくしゃきん）・・・・・・・・・・・・・・・・・・・・・・ 136

腰方形筋（ようほうけいきん）・・・・・・・・・・・・・・・・・・・・・・・・ 138

脊柱起立筋（せきちゅうきりつきん）・・・・・・・・・・・・・・・・・ 140

腹横筋（ふくおうきん）・・・・・・・・・・・・・・・・・・・・・・・・・・・ 142

腸腰筋（ちょうようきん）・・・・・・・・・・・・・・・・・・・・・・・・・ 144

大殿筋（だいでんきん）・・・・・・・・・・・・・・・・・・・・・・・・・・・ 146

中殿筋（ちゅうでんきん）・・・・・・・・・・・・・・・・・・・・・・・・・ 148

小殿筋（しょうでんきん）・・・・・・・・・・・・・・・・・・・・・・・・・ 150

梨状筋（りじょうきん）・・・・・・・・・・・・・・・・・・・・・・・・・・・ 152

コラム　感染症とTP・・・・・・・・・・・・・・・・・・・・・・・・・ 154

第6章　大腿の筋肉

縫工筋（ほうこうきん）・・・・・・・・・・・・・・・・・・・・・・・・・・・ 158

大腿筋膜張筋（だいたいきんまくちょうきん）・・・・・・・・・ 160

大腿直筋（だいたいちょっきん）・・・・・・・・・・・・・・・・・・・ 162

外側広筋（がいそくこうきん）・・・・・・・・・・・・・・・・・・・・・ 164

中間広筋（ちゅうかんこうきん）・・・・・・・・・・・・・・・・・・・ 166

内側広筋（ないそくこうきん）・・・・・・・・・・・・・・・・・・・・・ 168

股関節内転筋群（こかんせつないてんきんぐん）・・・・・・・ 170

ハムストリングス（はむすとりんぐす）・・・・・・・・・・・・・ 172

膝窩筋（しっかきん）・・・・・・・・・・・・・・・・・・・・・・・・・・・ 174

コラム　アレルギーとTP・・・・・・・・・・・・・・・・・・・・・ 176

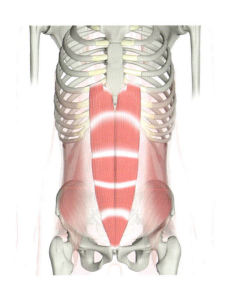
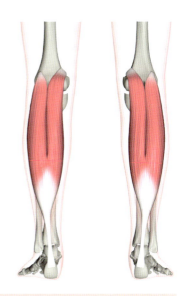

第7章　下腿の筋肉

前脛骨筋（ぜんけいこつきん）・・・・・・・・・・・・・・・・・・・・・ 180
長母趾伸筋（ちょうぼししんきん）・・・・・・・・・・・・・・・・・・ 182
長趾伸筋（ちょうししんきん）・・・・・・・・・・・・・・・・・・・・ 184
腓腹筋（ひふくきん）・・・・・・・・・・・・・・・・・・・・・・・・ 186
ヒラメ筋（ひらめきん）・・・・・・・・・・・・・・・・・・・・・・・ 188
足底筋（そくていきん）・・・・・・・・・・・・・・・・・・・・・・・ 190
後脛骨筋（こうけいこつきん）・・・・・・・・・・・・・・・・・・・・ 192
長母趾屈筋（ちょうぼしくっきん）・・・・・・・・・・・・・・・・・・ 194
長趾屈筋（ちょうしくっきん）・・・・・・・・・・・・・・・・・・・・ 196
腓骨筋群（ひこつきんぐん）・・・・・・・・・・・・・・・・・・・・・ 198

索引・・・・・・・・・・・・・・・・・・・・・・・・・・・・・・・・・・・・ 200

身体各部の名称と位置関係

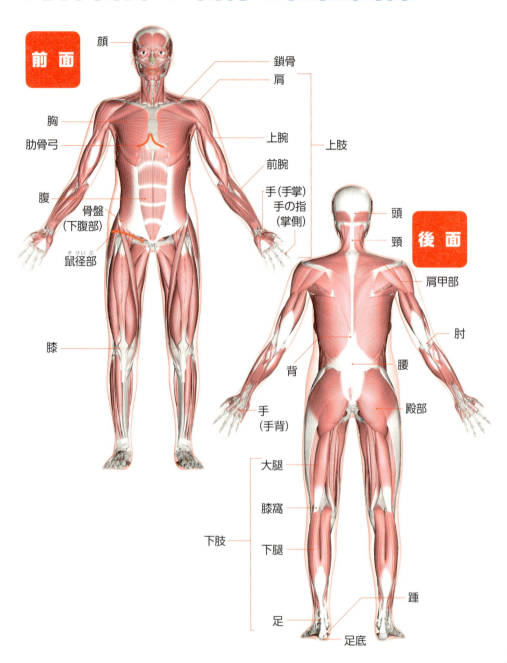

身体の方向を表す用語

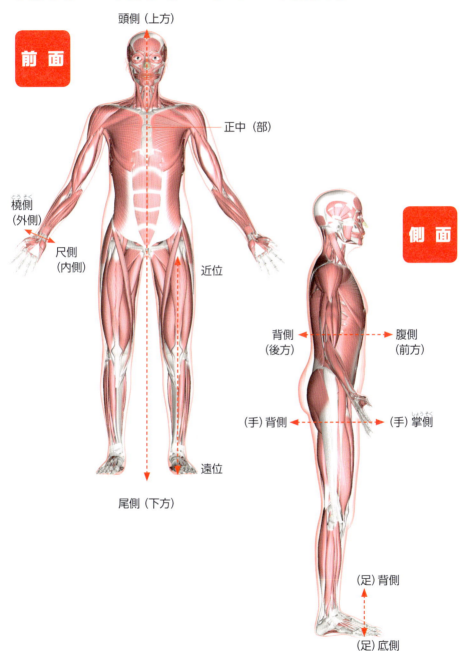

痛みから探すトリガーポイント
頭部・顔面・頸部の痛み

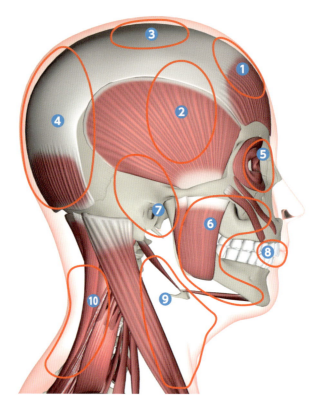

❶	前頭部の痛み	胸鎖乳突筋→P54、眼輪筋→P40、前頭筋→P38、頬骨筋→P42
❷	側頭部の痛み	後頭下筋群→P52、側頭筋→P46、胸鎖乳突筋→P54、板状筋群→P60
❸	頭頂部の痛み	胸鎖乳突筋→P54、板状筋群→P60
❹	後頭部の痛み	胸鎖乳突筋→P54、板状筋群→P60、後頭下筋群→P52
❺	眼の痛み	側頭筋→P46、胸鎖乳突筋→P54、板状筋群→P60、眼輪筋→P40、咬筋→P44
❻	頬の痛み	外側翼突筋→P48、咬筋→P44、胸鎖乳突筋→P54、眼輪筋→P40
❼	耳の痛み	胸鎖乳突筋→P54、外側翼突筋→P48、咬筋→P44
❽	歯の痛み	咬筋→P44、顎二腹筋→P50、側頭筋→P46
❾	前頸部の痛み	胸鎖乳突筋→P54、顎二腹筋→P50
❿	後頸部の痛み	板状筋群→P60、肩甲挙筋→P58、斜角筋→P56、棘下筋→P70

痛みから探すトリガーポイント
肩・上腕・体幹の痛み

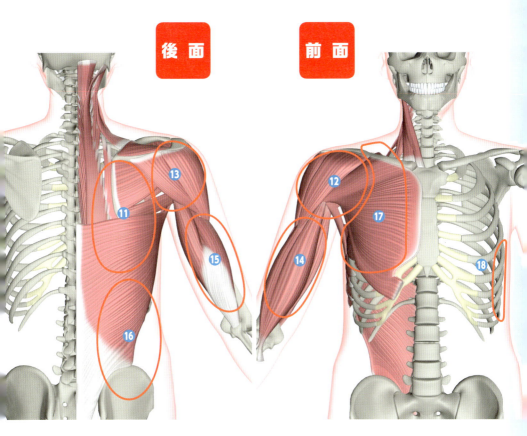

⑪	肩甲間部の痛み	棘下筋→P70、斜角筋→P56、広背筋→P76
⑫	肩前面の痛み	三角筋→P66、大胸筋→P80、棘下筋→P70、棘上筋→P68、上腕二頭筋→P94、小胸筋→P82、斜角筋→P56
⑬	肩後面の痛み	小円筋→P72、棘上筋→P68、大円筋→P78、肩甲下筋→P74、三角筋→P66、上腕三頭筋→P98、肩甲挙筋→P58
⑭	上腕前面の痛み	上腕二頭筋→P94、斜角筋→P56、上腕三頭筋→P98
⑮	上腕後面の痛み	棘上筋→P68、大円筋→P78、広背筋→P76、斜角筋→P56
⑯	腰背部の痛み	脊柱起立筋→P140、腹直筋→P132、広背筋→P76
⑰	前胸部の痛み	大胸筋→P80、小胸筋→P82、斜角筋→P56、胸鎖乳突筋→P54
⑱	側胸部の痛み	前鋸筋→P84、広背筋→P76

痛みから探すトリガーポイント
前腕・手の痛み

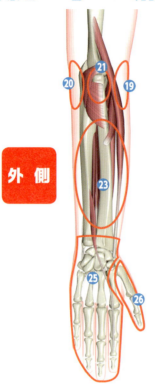

外側

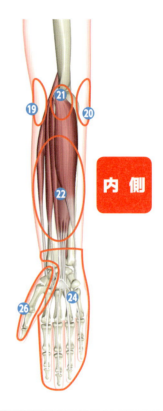

内側

⑲	外側上顆の痛み	長橈側手根伸筋→P116、総指伸筋→P122、腕橈骨筋→P100、肘筋→P114、上腕三頭筋→P98、棘上筋→P68、短橈側手根伸筋→P118
⑳	内側上顆の痛み	円回内筋→P102、長掌筋→P106、上腕三頭筋→P98、小胸筋→P82、大胸筋→P80
㉑	肘の痛み	上腕筋→P96、上腕二頭筋→P94、上腕三頭筋→P98
㉒	前腕前面の痛み	腕橈骨筋→P100、円回内筋→P102、長掌筋→P106、小胸筋→P82、棘下筋→P70、棘上筋→P68、広背筋→P76、斜角筋→P56、大胸筋→P80、尺側手根屈筋→P112
㉓	前腕後面の痛み	長橈側手根伸筋→P116、棘下筋→P70、棘上筋→P68、広背筋→P76、上腕三頭筋→P98、大円筋→P78、小胸筋→P82、斜角筋→P56、大胸筋→P80
㉔	手掌の痛み	浅指屈筋→P108、深指屈筋→P110、長掌筋→P106、橈側手根屈筋→P104、広背筋→P76、大胸筋→P80、前鋸筋→P84
㉕	手背の痛み	総指伸筋→P122、尺側手根伸筋→P124、長橈側手根伸筋→P116、斜角筋→P56、肩甲下筋→P74
㉖	母指の痛み	回外筋→P120、腕橈骨筋→P100、上腕筋→P96、斜角筋→P56

痛みから探すトリガーポイント
腰部・骨盤・殿部の痛み

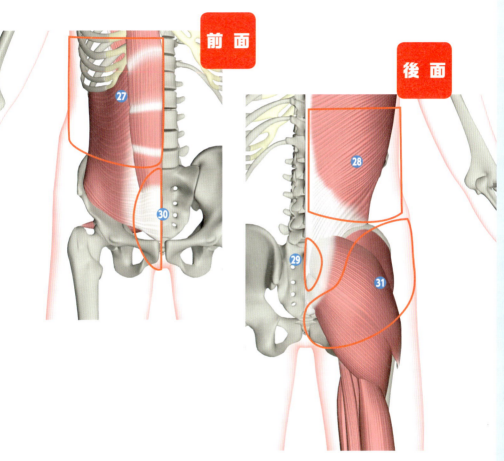

㉗	腹痛	腹直筋→P132、脊柱起立筋→P140、腰方形筋→P138、腹横筋→P142、外腹斜筋→P134、内腹斜筋→P136
㉘	腰痛	脊柱起立筋→P140、腸腰筋→P144、腰方形筋→P138、腹直筋→P132、広背筋→P76、中殿筋→P148
㉙	仙骨部の痛み	大殿筋→P146、脊柱起立筋→P140、腰方形筋→P138、中殿筋→P148
㉚	骨盤部の痛み	梨状筋→P152
㉛	殿部の痛み	大殿筋→P146、中殿筋→P148、梨状筋→P152、腰方形筋→P138、脊柱起立筋→P140、腹直筋→P132、ハムストリングス→P172、小殿筋→P150

痛みから探すトリガーポイント
大腿部の痛み

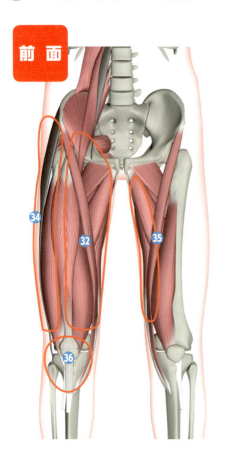
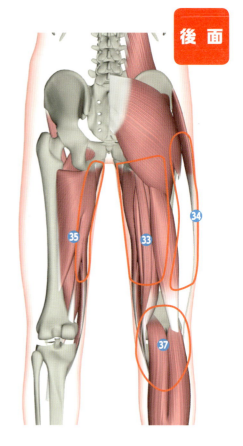

㉜	大腿前面の痛み	腸腰筋→P144、縫工筋→P158、大腿直筋→P162、中間広筋→P166
㉝	大腿後面の痛み	ハムストリングス→P172、梨状筋→P152、小殿筋→P150
㉞	大腿外面の痛み	外側広筋→P164、大腿筋膜張筋→P160、小殿筋→P150、腰方形筋→P138、梨状筋→P152、大殿筋→P146
㉟	大腿内面の痛み	股関節内転筋群→P170、内側広筋→P168、縫工筋→P158
㊱	膝前面の痛み	大腿直筋→P162、内側広筋→P168、外側広筋→P164、縫工筋→P158
㊲	膝後面の痛み	膝窩筋→P174、腓腹筋→P186、ヒラメ筋→P188、足底筋→P190、ハムストリングス→P172

痛みから探すトリガーポイント
下腿部・足部の痛み

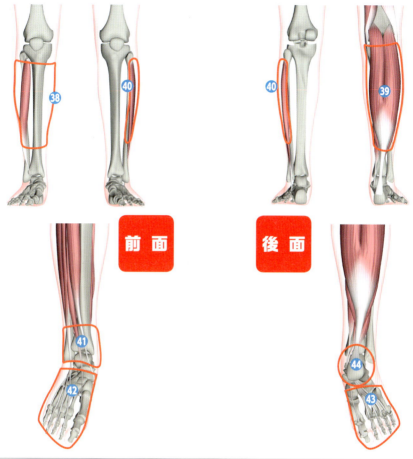

㊳	下腿前面の痛み	前脛骨筋→P180
㊴	下腿後面の痛み	腓腹筋→P186、ヒラメ筋→P188、後脛骨筋→P192、足底筋→P190、長趾屈筋→P196、ハムストリングス→P172、小殿筋→P150
㊵	下腿外面の痛み	腓骨筋群→P198、腓腹筋→P186、外側広筋→P164、小殿筋→P150
㊶	足関節の痛み	腓骨筋群→P198、ヒラメ筋→P188、前脛骨筋→P180、長母趾屈筋→P194、長趾屈筋→P196
㊷	足背の痛み	前脛骨筋→P180、長母趾伸筋→P182、長趾伸筋→P184
㊸	足底の痛み	腓腹筋→P186、長母趾屈筋→P194、長趾屈筋→P196
㊹	踵の痛み	ヒラメ筋→P188

本書の使い方

前頭筋
ぜんとうきん

- 前頭筋は頭皮前面を後方へ引く動きをする筋肉
- 額に横皺を寄せることでTPを引き起こす場合が多い
- 片頭痛と誤診しないように注意

額部に刺すような痛みをともなう

　前頭筋は、人間の頭部の後頭筋の中で、頭蓋周囲の頭蓋表筋（後頭前頭筋）に含まれる筋肉です。帽状腱膜から起こり、眼輪筋、鼻根筋と線維を交差させながら、前頭骨を覆う筋膜に停止します。主な作用は、頭皮前面を後方へ引くことで、眉を引き上げたり、前頭部に横皺をつくったりします。

　触診をするときは、患者に背臥位をとらせ、手技者はテーブルの頭側に座り、触診指を患者の額に置きます。その状態で、眉を挙上させ、前頭筋の収縮を触知します。

原因
　前頭筋のトリガーポイント（以下、TP）は、該当する筋肉の酷使や直接的な外傷が原因となります。筋肉の酷使の典型は、額に横皺を寄せるなどの動作で、これには急性のものと慢性のものがあり、いずれも水慢化する可能性があります。

傾向
　前頭部の頭痛を引き起こす傾向があります。また、眼窩上神経の絞扼を引き起こす場合も多く、そのときは、チクチクと刺すような症状をともなう頭痛となって現れることもあります。

注意点
　このTPの関連痛パターンは、胸鎖乳突筋、側頭筋、咬筋、眼輪筋、上顎骨体におけるTPの関連痛パターンと誤って診断されることが多いので、注意する必要があります。また、片頭痛と誤って診断されることもあります。

試験に出る語句
浅頭筋
頭部の筋肉のうちで表層にある筋肉の総称。筋肉の一方は皮膚に停止するのが特徴である。

帽状腱膜
前頭筋を覆う、薄くて丈夫な結合組織の膜。前頭筋・後頭筋・側頭頭頂筋と結合している。

キーワード
絞扼
しめつけること。組織や血管などが圧迫される状態をいう。

メモ
前頭筋の疲労
額に皺を寄せる動作は、パソコンの長時間使用、合わないメガネの使用、不安や過労などで、本人も知らないうちに行っている場合が多い。

ポイント
このページでまとめられている内容のポイントを箇条書きで挙げています。

3種類の注釈

 試験に出る語句
各種資格試験において出題頻度が高い語句をピックアップしています。

キーワード
本文中で大切な用語を解説しています。

メモ
理解を深めるための補足や、さらに詳しい解説を掲載しています。

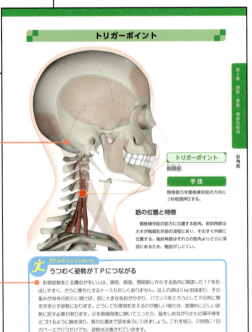

カラー図解イラスト
筋肉とトリガーポイントの位置を、わかりやすい3Dイラストで図解しています。

コラム
コラムは2種類。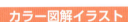 Athletics Column は運動や身体に関する幅広い知識を掲載し、COLUMN は、ページ内で解説した内容に関する幅広い関連知識を掲載しています。

※**本文中にTPとあるのは、トリガーポイントの略称です。**

第1章
トリガーポイントの基礎

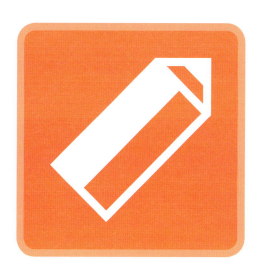

トリガーポイントとは

ポイント
- トリガーポイントは痛みの引き金になる点
- 人体の中でとりわけ筋・筋膜での発生率が高い
- 筋の収縮が引き起こす動脈・静脈の障害が主原因

局所的な刺激性のある症状を引き起こす部位

トリガーポイント(ＴＰ)とは、ある一定の圧力をかけることにより、局所的な刺激性のある症状を引き起こす部位を意味します。通常は、疼痛となって現れることが多く、人体の軟部組織すべてに存在することがわかっていますが、その中でも最も多くＴＰの発生が認められるのは筋・筋膜です。一般に筋・筋膜ＴＰという場合は、骨格筋組織あるいは骨格筋筋膜に存在するＴＰを指します。

トリガーポイントをさらに別の言葉で説明すると、筋肉にできた索状硬結の上の痛む(過敏な)点ですが、ここで注意したいのは、押して痛みを感じる点がすべてＴＰとはかぎらないということです。むしろ、実際に痛みを感じる部位に痛みの発生源があることのほうが少なく、離れた部位にある発生源が筋肉の損傷部位すなわちＴＰというケースがきわめて多いことがわかっています。

筋損傷による腫脹が神経の圧迫につながる

ＴＰの原因は複合的です。代表的なのは、ＡＴＰが何らかの原因により欠乏した結果、筋の収縮が起こり、動脈血流の減少がみられる場合です。筋収縮は同時に静脈性鬱血を引き起こし、さらに代謝廃棄物が血管にとどまって局所の筋組織を刺激。これがＴＰによる圧痛の原因となります。ＴＰ発生につながるもう１つの主な要因は、筋肉への直接的な刺激や損傷。筋肉が損傷すると、高刺激性の化学物質が放出されて感度や圧痛が増し、腫脹も発生。この腫脹が神経を圧迫し、痛みと動脈血流の減少を引き起こします。

試験に出る語句

軟部組織
骨格以外の組織のこと。腱、靭帯、筋膜、皮膚、脂肪組織などの結合組織と、血管、横紋筋、平滑筋、末梢神経組織で構成される。

骨格筋組織
骨格を動かす筋肉。その組織は横紋筋と呼ばれる筋肉の一種でできている。これと対をなす内臓筋は平滑筋でできている。

骨格筋筋膜
骨格筋を包む膜。結合組織として筋を保護したり、ほかの筋の付着点として働いたりする。

索状硬結
収縮した筋肉にできるしこり。圧迫されると痛みを感じる。

キーワード

ＡＴＰ
(アデノシン三リン酸)
アデノシンの糖に３分子のリン酸がつき、２個の高エネルギーリン酸結合を持つヌクレオチドのこと。生体内でエネルギーの放出や貯蔵、物質の代謝や合成などに不可欠の物質である。

トリガーポイントが発生するしくみ

ＡＴＰ（アデノシン三リン酸）は、生体内でエネルギーの放出や貯蔵、物質の代謝や合成などに不可欠の物質。ＡＴＰ不足の根本原因は、日常生活における持続的な筋緊張や筋への過負荷をきっかけとする虚血である。虚血は筋組織に十分なＡＴＰ（エネルギー）が行き届くことを困難にし、異常な筋収縮が助長される。これが、収縮と虚血の循環関係である。それと同時に、静脈性鬱血が引き起こす代謝廃棄物の蓄積が、疼痛を発生させ、さらにそれが筋収縮→静脈性鬱血→疼痛という悪循環も引き起こす。

●収縮－虚血サイクル

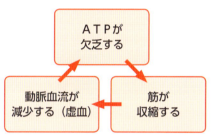

●収縮－疼痛サイクル

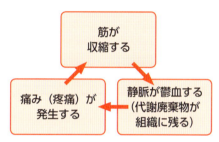

アデノシン三リン酸（adenosine triphosphate ＝ＡＴＰ）

ＡＴＰは、すべての植物、動物および微生物の細胞内に存在するエネルギー分子。リン酸１分子が離れたり結合したりすることで、エネルギーの放出・貯蔵や物質の代謝・合成などに重要な役割を担う。

ＡＴＰの分子構造
ＡＴＰは、アデノシンに３個のリン酸がつながった構造を持つ。

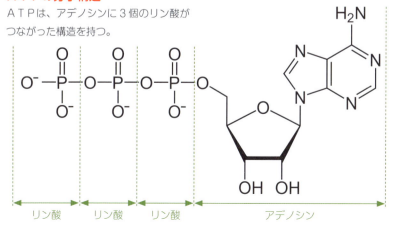

トリガーポイントと関連痛

- 神経伝達物質が放出されることでTPに痛みを感じる
- TPの主な症状は圧痛と関連痛
- TPが筋力低下と可動域制限を引き起こすことも多い

筋肉の持続的な収縮で痛覚神経線維が活性化

　TPを圧迫すると痛みを感じるのは、筋肉が持続的に収縮する結果、感覚神経線維が活性化されるからです。筋肉が持続的に収縮すると、カリウムイオンや乳酸などの代謝産物の量が増えます。これらの物質が増えると、ブラジキニンやヒスタミンといった炎症因子が増加し、それと同時に痛覚神経線維も活性化します。

　TPが発生した場合に現れる主な具体的症状は、筋肉にある索状硬結に発生する圧痛と、関連痛です。また、筋力の低下や可動域の制限に加え、一見、筋肉とは関係がなさそうな症状が認められるケースも数多く報告されています。

TPと異なる領域で関連痛が発生

　関連痛とは、TPと異なる領域に放散する痛みのことで、この関連痛が発生すること自体も、TPの特徴の1つ。関連痛にはいくつかのパターンがあり、過去の多くの症例から、それらのパターンは12～17ページの図のように示すことができます。ただし、すべてのTPが必ずこのような関連痛パターンにしたがうとはかぎらず、あくまで1つの目安にすぎません。痛みの強さも、それぞれの筋肉に加わるストレスの量によっても異なります。TPは多くの場合、筋力低下を引き起こしますが、TPが原因で筋線維が収縮している間に筋肉を鍛えても、問題は解消しません。無理に鍛えようとすれば、TP周辺のほかの筋肉にも影響を与え、かえって筋肉の低下や機能障害をきたす部位が広がるおそれがあります。あくまでTPの治療が最優先です。

代謝産物
生体内で酵素などを介した化学反応が行われる過程で生じる有機化合物。生命維持活動や生殖などに関わる物質はとくに一次代謝産物と呼ばれる。

ブラジキニン
血圧調節や炎症の発現に関与するペプチド。組織が障害された際、血清たんぱくの一部が遊出してくる酵素によって分解され生じる。血管拡張、毛細血管の透過性亢進による浮腫を引き起こす一方で、強い発痛も引き起こす。

ヒスタミン
肥満細胞や好塩基球などに不活性状態で存在するアミンの一種。外傷や毒素などで活性化され、発赤、かゆみ、浮腫、痛み、気管支収縮などのアレルギー症状の原因となる。生体内ではアミノ酸のヒスチジンから合成される。

メモ

TPのその他の症状
TPが筋肉の障害と関連しない症状を引き起こすことも多い。頭板状筋や胸鎖乳突筋に発生したTPが、かすみ眼や視力障害を引き起こすのはその一例である。

トリガーポイント関連痛パターン（例：肩甲挙筋）

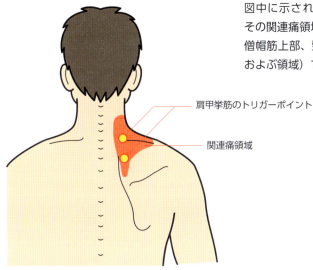

図中に示された⬤印が肩甲挙筋のTP。その関連痛領域は赤色（肩甲挙筋のほか、僧帽筋上部、頸板状筋、頭板状筋などにおよぶ領域）で示されている。

肩甲挙筋のトリガーポイント
関連痛領域

トリガーポイントの関連痛が起きるしくみ

TP関連痛が発生する具体的なしくみについては諸説ある。その中で最も一般的なのは「収束－投射説」と呼ばれる仮説だ。

●トリガーポイント関連痛の収束－投射説

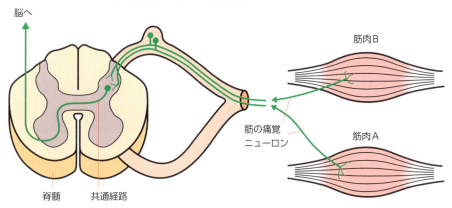

筋肉Aで発生した疼痛を感知した痛覚ニューロンは、別の筋肉（この場合は筋肉B）と共通する経路をたどって脊髄に収束し、このときの疼痛の信号が脳に達したときには、筋肉Aと筋肉Bのうち、どちらで実際の疼痛が発生したのか区別ができなくなってしまう。

トリガーポイント治療の利点

ポイント
- TPを使った治療は誰でも手軽に行える
- 自分で直接施術できるので早期発見につながる
- 一見、筋肉と関係ない痛みやほかの疾患にも有効

原因がわからないときはTPの存在を検討する

TPを使った治療には、さまざまな利点があります。

TPの治療は、圧痛点を指先や指の腹で押す方法が基本ですが、これならば特別な専門資格を持たない一般の人でも、手軽に試みることができます。手が届く範囲であれば、自分で自分の身体に直接施術することも可能です。

後述する（P26〜31）触診および治療上の注意点さえ留意すれば、施術自体に身体への負担もありません。こうした利点があるおかげで、TPを使った身体のケアから、早期発見、早期治療というさらに大きな利点が得られます。まずは、身体のどこかに痛みがあって、その原因がわからないとか、慢性化した症状があるといった場合に、TPを探してみるのは1つの有効な方法といえます。

不調の部位からTPの部位を探す

TPを使った治療では、痛みが発現している部分以外に施術することで、それまで直接治療を施していても一向に改善しなかった患部が嘘のように快方へ向かうケースが少なくありません。そうした症例を集めた結果、現在では、ある症状とそれを引き起こしているTPとの関係が、かなりの精度でマッピングできるようになりました。

その主なものが次ページに示した表ですが、これを見てわかるように、中には一見、筋肉とは関係がなさそうな、歯の痛みや過敏性腸症候群、あるいは視覚障害や唾液の過剰分泌といった痛み以外の異常でも、TPの活用によって改善の余地があります。

キーワード

過敏性腸症候群
炎症や潰瘍といった器質的な疾患が認められないのに下痢や便秘、腹痛、腹部膨満感などの不快さが続く症状。年齢別では20〜40歳代、性別では女性に多く、原因を特定するのは難しいが、消化管の運動異常や知覚過敏、精神的なストレス等の複合的な要因が絡んでいるものと考えられる。

唾液の過剰分泌
唾液の分泌が過剰な状態。唾液過多症（流涎症）と診断される場合は、実際に唾液の量が増える真性唾液過多と、心因的に唾液が多いと感じる仮性唾液過多に分けられる。原因は、咽頭の炎症や腫瘍、脳炎、筋緊張異常、嚥下障害、胃炎、顔面神経麻痺などが考えられる。

メモ

TPの利点
専門的な治療のためにTPの位置を特定する場合、実際には可動域検査をはじめとする高度な手法も必要になってくる。ただし、正確さを期そうとしすぎると、TPの利点である手軽さから離れてしまう。まずは、TPを身近なものと捉え、幅広く痛みの発生源を探ることが大切である。

症状から予測されるトリガーポイントの部位

下の表は、症状とトリガーポイントの起こりやすい部位をまとめたもの。

症状	トリガーポイントの起こりやすい部位
握力低下	棘下筋、斜角筋、手の伸筋群、腕橈骨筋、短母指外転筋
足首の不安定性	前脛骨筋、腓骨筋(群)
趾のけいれん	長趾伸筋
息切れ	肩甲挙筋、斜角筋
一回換気量の減少	前鋸筋、肋間筋
嚥下困難	頭長筋、頸長筋、内側翼突筋、顎二腹筋
嘔吐	腹筋(とくに腹直筋)
音と光に対する過敏	後頭筋
階段を上れない	脊柱起立筋、腰方形筋、前脛骨筋、ヒラメ筋、長趾屈筋
顎関節症	外側翼突筋、咬筋(深部)
かすみ眼、視力障害	頭板状筋、眼筋、胸鎖乳突筋(胸骨頭)、僧帽筋上部、眼輪筋、咬筋
車酔い・船酔い	胸鎖乳突筋
結膜炎・眼の充血	前頭筋、眼輪筋(上部)、胸鎖乳突筋(胸骨部)
下痢	腹直筋右下部、腹横筋
耳閉・聴力低下・聴覚過敏・難聴	内側翼突筋、外側翼突筋、咬筋
しゃっくり	横隔膜
消化不良	腹直筋
食品アレルギー	腹横筋
食欲不振	腹直筋
着座困難	大殿筋、内閉鎖筋、小殿筋、大内転筋(上部)
咳・空咳	大胸筋・小胸筋・胸鎖乳突筋(胸骨頭)
腺組織の肥大	顎二腹筋、胸鎖乳突筋(胸骨頭)
疝痛	腹横筋、腹直筋
足底筋膜炎	足部の浅層・深層筋
大腿部と下腿部の筋力低下	大腿直筋
注意力・集中力の低下	前頭直筋、外側頭直筋
聴覚過敏	側頭筋、内側翼突筋
長期の座位でのむずむず脚症候群	大殿筋、梨状筋
手に取った物の重さがわかりにくい	胸鎖乳突筋
過剰な涙目	側頭筋(前部・中央部)、胸鎖乳突筋(胸骨部)、前頭筋、眼輪筋(上部)
喉の違和感	頸長筋、頭長筋、顎二腹筋
吐き気	腹部の筋肉、傍脊柱筋(上胸部)、腹横筋、側頭筋
鼻づまり・副鼻腔炎	咬筋、咀嚼筋、内側翼突筋、外側翼突筋
歯の痛み・知覚過敏	胸鎖乳突筋(鎖骨頭)、僧帽筋、咬筋、側頭筋、僧帽筋上部、顎二腹筋、頭長筋
光の調節機構の障害	胸鎖乳突筋
膝に力が入らない	大腿直筋、膝窩筋
腹部膨満	腹直筋、腹横筋
婦人科疾患	梨状筋、回旋筋群、骨盤底筋
歯ぎしり	側頭筋
便秘	腹筋、内閉鎖筋
直立困難	腸腰筋
耳鳴り	外側翼突筋、内側翼突筋、咬筋、頭板状筋、胸鎖乳突筋、側頭筋
胸やけ	外腹斜筋(上部)、腹直筋(剣状突起付近)、腹横筋
眼の痛み	胸鎖乳突筋、頭長筋(後頭部)
めまい	胸鎖乳突筋、僧帽筋上部、頭板状筋、頸半棘筋、側頭筋
指のけいれん	腕橈骨筋、前腕伸筋群
腰痛	腰腸肋筋、胸最長筋、梨状筋その他の外旋筋群、脊柱起立筋、腰方形筋、中殿筋、大腰筋
唾液の過剰分泌	側頭筋(中央部)
脇腹痛	前鋸筋、外腹斜筋、横隔膜

トリガーポイントの見つけ方

ポイント
- TPははじめに筋肉のしこりを探す
- 指先で圧を加えて激しく痛む部分を探す
- 触れる際は筋線維を横切るようにして滑らせる

場所が特定しにくい痛み

　TPを見つけ出すには、はじめに次のような点に着目します。

1. 筋肉に索状硬結（しこり）ができていないか
2. 圧を加えて激しく痛む部分はないか
3. 周囲の組織よりも熱い／冷たいと感じるか
4. 皮膚の弾力が失われている部位があるかどうか
5. 罹患した部位以外に痛む部位（関連痛）は存在するか

押して痛いだけではTPの条件を満たしているとはいえません。多くの場合、筋肉の上にしこりがあり、そこを押すとたいてい鈍い痛みや張りを感じるのがTPです。

　ただし、仮に鈍い痛みであっても、「明確にここ」というように痛い場所を特定できる場合は、筋肉の損傷が原因でない可能性があります。痛みを感じる部位が明確でなく、なんとなくこのあたりが痛いというのもTPの特徴です。

指先の腹の部分で触診

　TPを探索するには、指を使った平面診法と呼ばれる触診が最も一般的です。はじめにしこりのようなものが感じられたり、痛みを感じたりする部位に皮膚の表面から指先で触れ、そのまま筋線維を横切りながら、TPがあると予想される部位周辺を滑らせるように触診していきます。指を滑らせている途中でTPの上を通過した場合、逃避反応がみられることがあるので、それがTP発見の大きな手がかりとなります。複数の筋肉にTPがある場合は、関連痛パターンが重なり合うこともあります。

試験に出る語句

逃避反応
皮膚を強く刺激すると、刺激された皮膚の下にある筋が刺激から逃れようとして急に動き出す反応のこと。その際に収縮する筋または弛緩する筋のことを、それぞれ機能的な屈筋、伸筋という。

キーワード

TP特有の痛み
TPには、静止しているときよりもその部位の筋肉を動かしているときのほうが、痛みが強くなるという特徴もある。

組織の触感の変化
筋肉が損傷している部位では、弾力の具合や温度が変化し周囲と異なる触感であることが多い。

TPの圧迫
活動性のTPを圧迫すると、関連痛パターンが生じることが多い。関連痛パターンについては、12～17ページを参照。

指を使ったトリガーポイントの探索

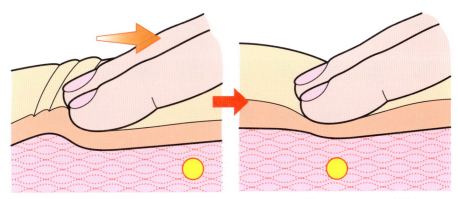

TPを探索するときは、指先の平らな部分（指の腹）を使って、しこりや痛みのある部位に触れる。

指先で筋線維を横切るように滑らせて触診する。

活動性のTPの上を通過すると、圧迫された刺激によって筋肉に逃避反応（ジャンプサイン）がみられることがある。

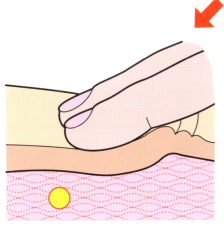

挟みこむ触診方法

TPがある部位を挟みこむと、筋肉に局所単収縮反応が起こる。筋線維の反応性の増大に由来する。

● 局所単収縮反応とは？

別名、攣縮（れんしゅく）。単収縮は、活動電位を発生する脊椎動物の骨格筋における、収縮活動の最小単位。この場合は、筋肉のある部位が1回の活動電位によって速やかに収縮することを意味し、筋肉がビクビクと跳ねるイメージで捉えることができる。

手技による治療

- TP治療の手技で用いるのは母指あるいは示指
- 1回に押圧する時間はおよそ3〜4秒
- 虚血状態をつくってから一気に血流を起こす

活発な血液の流れが発痛物質を押し流す

27ページの方法でTPのおおよその当たりがついたら、実際の治療に移ります。本書では、セルフケアのしやすさも考慮に入れ、手技による治療を中心に解説しています。

まずは、見つかった索状硬結のあたりを母指あるいは示指を使って圧迫してみます。TPは小さな点というよりも広めのゾーンである場合が多く、そのため押圧する際にも、どのあたりがとくに痛むのか、探るようにしながら押していきます。少しずつずらしながら圧迫していく中で、一番痛みの強い部分がTPです。

1回に押圧する時間は約3〜4秒です。その後、押している指先を一気に持ち上げます。この方法は、虚血性圧迫といって、圧迫を加えたことにより虚血状態になった部位に急激な血液の流れを起こすことで、痛みの原因となっている物質を押し流す効果を引き出します。さらには、活発な血液の流れが、筋肉の緊張をほぐす役割も果たします。押圧している部位の組織が楽に動けば緩んだ状態、硬く厚く感じられれば締まった状態という評価になります。

圧迫する指先は身体部位の表面に対して垂直

圧迫する指先の方向は、TPに向けて真っすぐ、身体部位の表面に対して垂直になるようにするのが原則です。押しても関連痛がうまく再現されない場合は、その角度を少し変えてみてもいいでしょう。体表には凹凸があるのが普通なので、自分で垂直と思っている方向がかならずしも正しい角度を示しているとはかぎりません。

キーワード

虚血状態
末梢組織への血液供給が急激に不足し、局所的な貧血を起こしている状態。対義語は充血状態。

メモ

関連痛が再現されない場合
TPを押したのに関連痛そのほかの症状が再現されない場合でも、一時的に症状が改善されているのであれば、そこがその症状に対してのTPと考えられる。

筋肉の緊張
施術の際に筋肉を弛緩させる工夫として、身体の両側の筋肉を対称的に押圧するのも有効である。多くの場合、症状を引き起こしていない反対側の同じ筋肉に圧を加えると、圧痛が発生する。

関連痛領域の治療
ある筋肉のTPが原因で、別の部位の筋肉に痛みが発生している場合は、最初にTPがある筋肉の治療を行い、次に関連痛領域の治療を行う。

手技によるトリガーポイント治療の手順

TPが存在している可能性のある領域をトリガーゾーンと呼びます。関連痛の領域からTPの発生している筋肉を探し出すには12～17ページに示した「痛みから探すトリガーポイント」、症状からTPに当たりをつける場合は25ページに示した「症状から予測されるトリガーポイントの部位」を参照してください。

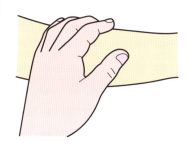

1 トリガーゾーンの中から最も痛みの強い部分や関連痛を引きこす部位を探り出す。

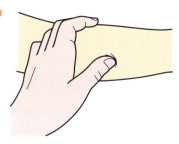

2 母指あるいは示指を使い、TPに向かって真っすぐ押圧する。1回に押圧する時間は3～4秒。

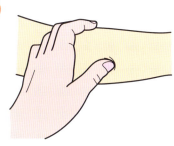

3 血流が滞った状態をつくってから、一気に指先を離して血流を再開させる。

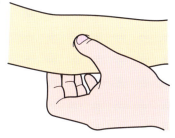

4 関連痛が再現されないときは、押圧する指先の角度を微調整してみる。ただし、関連痛が起きなくても一時的に症状が緩和するのであれば効果が現れていると考えられる。

治療上の注意点

- 筋肉を十分に温めてから施術する
- 筋肉の緊張を緩めてから索状硬結を探索する
- 重い疾患のある人は施術を避ける

TPがある部位の深さで圧迫の強さは変わる

TPの治療を行っていく上での注意点をいくつか挙げておきます。治療を始める際にまず心がけたいのが、筋肉を適度に温めてから行うということです。身体が冷えた状態のままでは、かえって筋肉を傷つけてしまいます。

筋肉が緊張して硬くなっていると、索状硬結とそれ以外の部分との硬軟差がわかりにくいので、温めるのと同時に、筋全体を軽くほぐしておくことも大切です。

触診の圧迫の強さは、軟部組織に発生した機能障害の深さによって変わります。身体部位の多くは、皮膚、筋膜、筋組織、筋鞘の4層で構成されており、通常は機能障害が浅層にあるほど、圧迫の強さを弱めるのが原則です。TP治療は痛みの原因部分を直接的に刺激する施術ですので、そのぶん刺激量には気をつけなければなりません。患部の手前にある表面組織に損傷や不快感を与えないようにします。

長時間ケアしすぎるのは逆効果

静脈瘤、開放外傷、感染症、椎間板ヘルニア、椎間板膨隆、静脈炎、血栓静脈炎、血栓のある部位などに圧迫を加えるのは、症状の悪化を招くおそれがあるのでやめましょう。悪性腫瘍がある人や、重度の骨粗鬆症、貧血症の人も同様です。また、ほかの人に施術する場合でも、セルフケアを行う場合でも、長時間やりすぎれば逆効果となります。TPを押圧するときは1回につき3〜4秒程度、どんなに長くても圧迫時間は1分以内です。

キーワード

筋膜
皮下組織の浅筋膜と筋の筋膜である深筋膜に大別される。いずれも皮膚と骨・筋との中間の位置に存在。皮下組織は疎性結合組織と脂肪組織が入り交じったもので、皮膚と筋の筋膜とをつないでいる。

筋鞘
骨格筋線維を包む細胞膜。筋線維の核は筋鞘に接して存在する。

開放外傷
体表に欠損のある（傷口が開いた）外傷のこと。細菌感染の危険性が高い。非開放性の外傷は打撲など、深部に損傷のある障害。

メモ

TPを圧迫する時間の長さ
TPにかぎらず体表に1分以上の圧力を加えると、血液循環が断たれてしまい、TPを悪化させるおそれがある。

トリガーポイント治療の注意点

●身体を適度に温めてから施術を始める

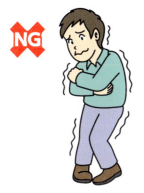

身体が冷えた状態での施術はNG。気温が低い冬はとくに注意しましょう。

●筋肉の緊張を緩めてから施術する

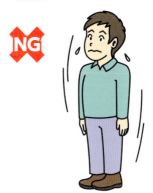

治療を受ける人の緊張を解いてから施術に入りましょう。

●刺激を与えすぎないように気をつける

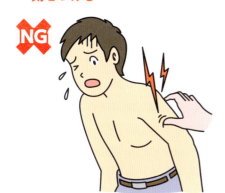

強い力で刺激を加える施術は避けましょう。

●重い疾患や外傷がある部位は避ける

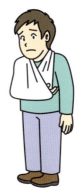

けがや病気がある人への施術は避けましょう。

ここにも注意！　ＴＰを治療する場合、1回の治療で多くの部位に施術しないようにする。同時にさまざまな部位を押さえると、問題にしている症状に対し、どの部位で効果があったのかがわかりにくくなる。

コラム

TP予防のための栄養学

　代謝の良し悪しや疲労が、TPの形成と持続化に影響を与えることは間違いありません。したがって、摂取する栄養に配慮するのはとても重要なことです。

　まず、疲労回復に欠かせないのがビタミンB_1、B_6、B_{12}などのビタミン類。糖質からエネルギーをつくり出すのに役立ち、神経機能を正常に働かせる作用があるビタミンB_1は、豚肉や大豆にたくさん含まれています。タンパク質の代謝に役立つB_6なら青魚やバナナ、赤血球の生成に作用するB_{12}ならレバーやあさりなどの貝類が豊富です。柑橘類やジャガイモに含まれるビタミンCには、運動後の痛みを軽減させ、毛細血管を強化する働きがあります。

　カルシウム、マグネシウム、カリウム、鉄などに代表されるミネラルも、筋機能を維持するのに必要な栄養素。カルシウムは魚介類のほか、葉物野菜、アスパラガス、牛乳、キャベツ、昆布などに含まれています。マグネシウムも魚介類、海藻類、肉などに豊富です。

　水分補給も忘れてはなりません。運動時に起きやすい脱水症は、水分だけでなくミネラルも失われてしまいます。一般に成人は1日あたり約2.2リットルの水を飲む必要があるといわれており、夏場や運動を行う日なら、そこからさらに1.1リットル以上の水分を補給しなくてはなりません。その際、汗をかくことによって失われた塩分を補うことも考慮しましょう。塩分の不足は筋肉のけいれんの誘発につながります。

　逆に、摂りすぎに注意したいのが、コーヒーや緑茶に含まれるカフェインです。カフェインは筋線維の収縮を引き起こしやすく、TPの痛みを増加させる可能性があります。また、アルコールは血中の葉酸を減少させます。緑の葉に多く含まれる葉酸は水溶性のビタミンで、これが不足すると細胞の生産や再生の妨げとなり、やはりTPの形成と持続化につながります。食生活の改善は比較的取り組みやすい方法なので、今日からでも実践することをおすすめします。

第2章
頭部・顔面・頸部の筋肉

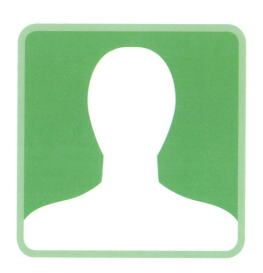

痛みとその痛みの原因と考えられる筋肉のトリガーポイント（青色丸）を紹介します。

前頭部の痛み

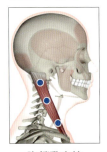
胸鎖乳突筋
→P54

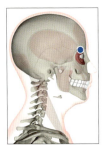
眼輪筋
→P40

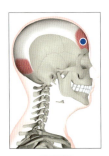
前頭筋
→P38

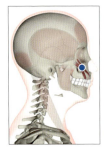
頬骨筋
→P42

側頭部の痛み

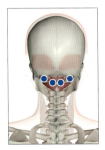
後頭下筋群
→P52

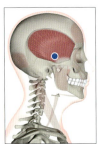
側頭筋
→P46

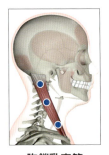
胸鎖乳突筋
→P54

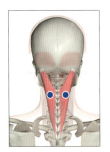
板状筋群
→P60

頭頂部の痛み

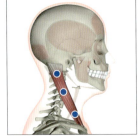
胸鎖乳突筋
→P54

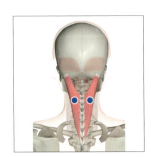
板状筋群
→P60

トリガーポイントが複数ある場合は、痛みに近い位置から触診するのが基本です。

後頭部の痛み

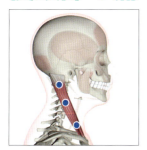

胸鎖乳突筋
→P54

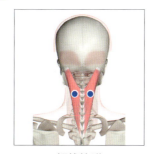

板状筋群
→P60

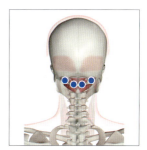

後頭下筋群
→P52

眼の痛み

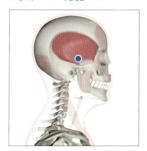

側頭筋
→P46

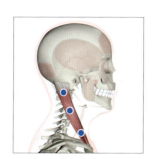

胸鎖乳突筋
→P54

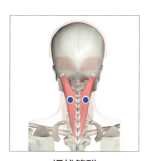

板状筋群
→P60

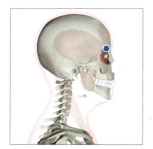

眼輪筋
→P40

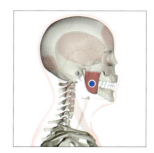

咬筋
→P44

頬の痛み

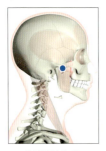 外側翼突筋 →P48

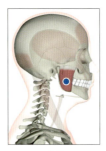 咬筋 →P44

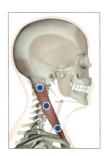 胸鎖乳突筋 →P54

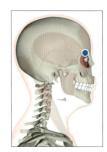 眼輪筋 →P40

耳の痛み

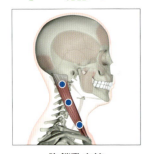 胸鎖乳突筋 →P54

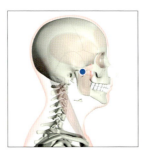 外側翼突筋 →P48

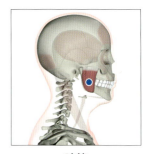 咬筋 →P44

歯の痛み

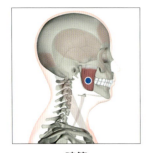 咬筋 →P44

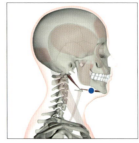 顎二腹筋 →P50

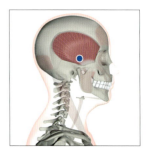 側頭筋 →P46

前頸部の痛み

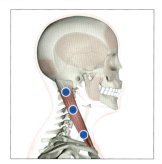

胸鎖乳突筋
→P54

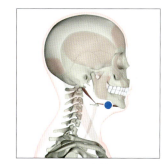

顎二腹筋
→P50

後頸部の痛み

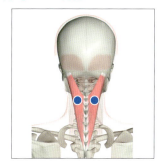

板状筋群
→P60

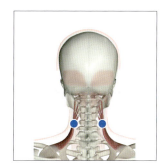

肩甲挙筋
→P58

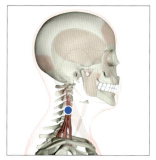

斜角筋
→P56

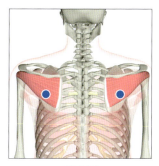

棘下筋
→P70

第2章 頭部・顔面・頸部の筋肉

前頭筋（ぜんとうきん）

頭部・顔面・頸部

ポイント
- 前頭筋は頭皮前面を後方へ引く動きをする筋肉
- 額に横皺（しわ）を寄せることでTPを引き起こす場合が多い
- 片頭痛と誤診しないように注意

額部に刺すような痛みをともなう

　前頭筋は、人間の頭部の浅頭筋（せんとうきん）の中で、頭蓋周囲の頭蓋表筋（後頭前頭筋）に含まれる筋肉です。帽状腱膜（ぼうじょうけんまく）から起こり、眼輪筋（がんりんきん）、鼻根筋（びこんきん）と線維を交差させながら、前頭骨を覆う筋膜に停止します。主な作用は、頭皮前面を後方へ引くことで、眉（まゆ）を引き上げたり、前頭部に横皺をつくったりします。

　触診をするときは、患者に背臥位（はいがい）をとらせ、手技者はテーブルの頭側に座り、触診指を患者の額に置きます。その状態で、眉を挙上（きょじょう）させ、前頭筋の収縮を触知します。

原因

　前頭筋のトリガーポイント（以下、ＴＰ）は、該当する筋肉の酷使や直接的な外傷が原因となります。筋肉の酷使の典型は、額に横皺を寄せるなどの動作で、これには急性のものと慢性のものがあり、いずれも永続化する可能性があります。

傾向

　前頭部の頭痛を引き起こす傾向があります。また、眼窩（がんか）上神経（じょう）の絞扼（こうやく）を引き起こす場合も多く、そのときは、チクチクと刺すような症状をともなう頭痛となって現れることもあります。

注意点

　このＴＰの関連痛パターンは、胸鎖乳突筋（きょうさにゅうとつきん）、側頭筋（そくとうきん）、咬筋（こうきん）、眼輪筋、大頬骨筋（だいきょうこつきん）におけるＴＰの関連痛パターンと誤って診断されることが多いので、注意する必要があります。また、片頭痛と誤って診断されることもあります。

試験に出る語句

浅頭筋
頭部の筋肉のうちで表層にある筋肉の総称。筋肉の一方は皮膚に停止するのが特徴である。

帽状腱膜
頭頂部を覆う、薄くて丈夫な結合組織の膜。前頭筋・後頭筋・側頭頭頂筋と結合している。

キーワード

絞扼
しめつけること。組織や血管などが圧迫される状態をいう。

メモ

前頭筋の疲労
額に皺を寄せる動作は、パソコンの長時間使用、合わないメガネの使用、不安や過労など、本人も気づかないうちに行っている場合が多い。

トリガーポイント

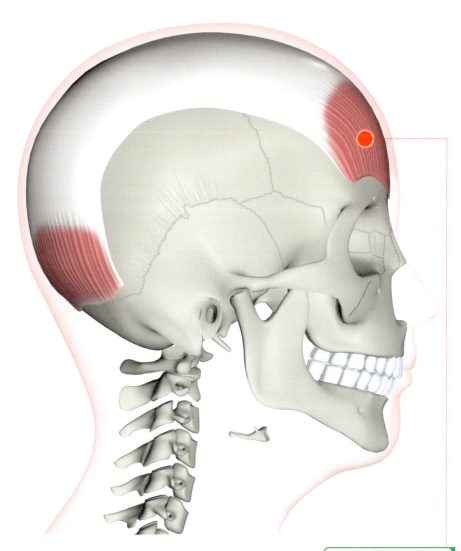

前頭筋

トリガーポイント

額側

手技

頭蓋骨に向けて筋膜全体を垂直に押圧する。

筋の位置と特徴

　前頭部にある筋肉。後頭筋が停止する帽状腱膜から起こり、前頭骨を覆う筋膜に停止する。頭皮前面を後方へ引くことで眉を挙上する作用が特徴。頭部の表面にあるため、触診が比較的容易である。

頭部・顔面・頸部

眼輪筋
がんりんきん

ポイント
- 目の周囲を囲って目を閉じる筋肉
- 瞼を酷使することでTPを引き起こす
- 副鼻腔炎や頭痛と誤診しやすい

眼を囲って瞼を上下させる筋肉

　表情筋の1つに数えられる眼輪筋は、眼の周囲の眼瞼筋に含まれる筋肉。眼輪筋はさらに**眼瞼部**、**眼窩部**、**涙嚢部**に分けることができます。眼輪筋の起始は、前頭骨の鼻部、涙骨涙嚢溝前部で、上顎骨前頭突起および内側眼瞼靱帯とその辺縁から起こり、眼窩周囲の皮下に停止。眼瞼部では上眼瞼部と下眼瞼部が前涙嚢稜と内眼角を結ぶ内側眼瞼靱帯と付近の骨部から起こり、外眼角の外側眼瞼縫線に停止します。眼窩部は、内側眼瞼靱帯と眼窩口の内側縁から起こり、眼瞼部を取り巻いて、外側眼瞼縫線で結合します。

　涙嚢部は後涙嚢稜と隣接する眼窩面から起こり、涙嚢の後ろを通って、上下2つの小筋束を前外方に向かい、眼瞼部に結合します。作用としては、目を閉じる・細める、上瞼を下制する、下瞼を挙上するという3つが挙げられます。

原因
　筋肉の急性・慢性的な酷使が主な原因。例えば、目を細める癖がある、眉をひそめるといったことがこれに相当します。胸鎖乳突筋の胸骨頭のTPによって引き起こされることもあります。

傾向
　眼輪筋のTPは永続化する傾向があります。また、鼻の**疼痛**を引き起こすこともあります。

注意点
　眼輪筋の関連痛パターンは、ほかの表情筋や、前頭筋、胸鎖乳突筋、側頭筋、咬筋などとの誤診に注意する必要があります。副鼻腔炎や頭痛と区別しにくい点も注意。

試験に出る語句

眼瞼部
「まぶた」のこと。上側を上瞼、下側を下瞼という。

眼窩部
眼球の収まる頭蓋骨のくぼみ。ヒトの眼窩は、前頭骨、頬骨、篩骨、蝶形骨、涙骨、上顎骨、口蓋骨で壁をつくり、それぞれ頭蓋内腔と上眼窩裂、視神経孔、下眼窩裂と呼ばれる3つの穴で連絡している。

涙嚢部
涙液を目から鼻へ導く涙道の一部。鼻のつけ根あたりにあり、涙小管から流れてきた涙液が集まる袋状の部分で、下方は鼻涙管に続く。

キーワード

疼痛
痛みを意味する医学用語の1つ。実際に何らかの組織損傷が起こったときや、組織損傷を起こす可能性があるときの不快な感覚と定義されている。

トリガーポイント

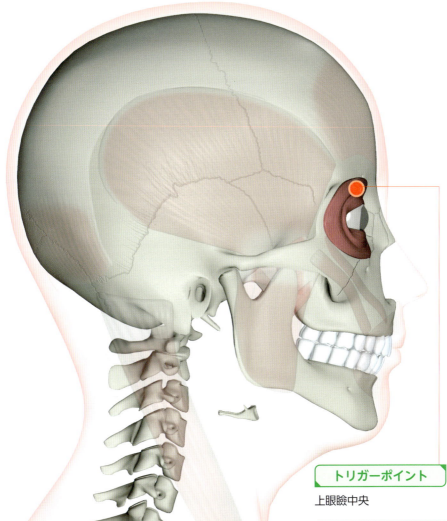

第2章 頭部・顔面・頸部の筋肉

眼輪筋

トリガーポイント

上眼瞼中央

手技

触知したら、患者が収縮と弛緩を繰り返すのに合わせて筋肉全体を触診する。押圧は、眼窩を取り巻く部分の圧痛部を垂直方向に、3秒程度。眼球を圧迫すると血圧が低下するので、注意が必要。

筋の位置と特徴

眼の周囲に存在して、瞼を上下させたり、目を細めたりする筋肉。

頭部・顔面・頸部

頬骨筋
きょうこつきん

ポイント
- 頬骨と鼻の間にあって口唇を動かす2つの筋肉の総称
- 無理な表情の持続がTPの原因となる
- 主な関連痛は頬の上方から鼻、前額部にかけて発生

関連TPがほかの表情筋にも発生する

頬骨筋は表情筋のうち、頬骨と鼻の間にあって口唇を動かす2つの筋肉の総称です。

そのうちの1つは大頬骨筋で、この筋肉の起始は頬骨、停止は口角の筋膜です。もう1つは小頬骨筋で、これは大頬骨筋の上方の頬骨から起こり、上唇の筋膜および筋組織に停止します。

作用は、大頬骨筋が口角の挙上と、外側に引くことです。小頬骨筋は、上唇の挙上と外転に作用します。

原因
急性的・慢性的な筋肉の酷使、例えば無理な表情をつくるなどの動作によって引き起こされることがあります。頬骨筋でTPが発生すると、笑みを浮かべたり、口を大きく開けたりする筋肉の動きに困難が生じます。

傾向
頬骨筋のTPは、頬の上方から鼻、前額部まで疼痛が広がることがあります。くしゃみや目の掻痒感、副鼻腔炎に似た痛みを引き起こす場合もあります。

また、関連のTPがそのほかの表情筋や咀嚼筋、胸鎖乳突筋、僧帽筋上部などで発生する傾向もあります。

注意点
そのほかの表情筋や咀嚼筋、胸鎖乳突筋、僧帽筋上部のTPによって発生する関連痛との区別が必要です。

また、副鼻腔炎、風邪、ほかの疾患が原因で発生した頭痛と誤診しないように注意する必要もあります。

試験に出る語句

表情筋
顔の皮膚および筋膜内にある表層筋の総称。表情筋はさらに、目を動かす筋肉、鼻を動かす筋肉、口を動かす筋肉に分けることができる。

キーワード

疼痛
痛みを意味する医学用語の1つ。実際に何らかの組織損傷が起こったときや、組織損傷を起こす可能性があるときの不快な感覚と定義されている。

副鼻腔炎
副鼻腔を覆っている粘膜が細菌やウイルスの侵入によって炎症を起こす病気。急性副鼻腔炎と、3か月以上症状が続く慢性副鼻腔炎がある。

咀嚼筋
下顎骨の運動に関わる筋肉の総称。深頭筋とも呼ばれ、咬筋、側頭筋、外側翼突筋、内側翼突筋の4種類に分類される。

トリガーポイント

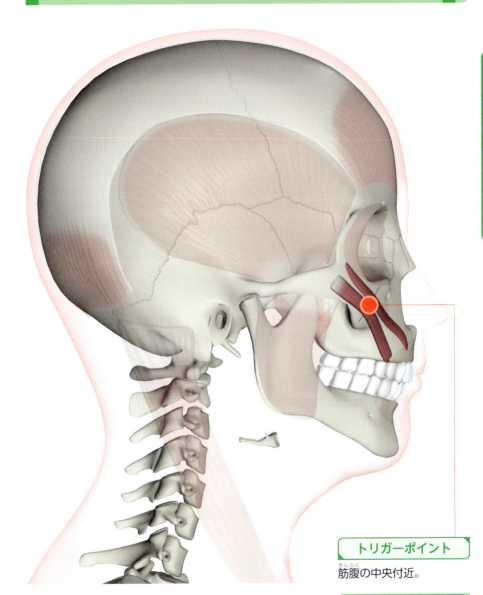

第2章 頭部・顔面・頸部の筋肉

頬骨筋

トリガーポイント
筋腹の中央付近。

手技
口輪筋から頬骨弓にかけての線の中央付近を、3秒程度押圧する。

筋の位置と特徴

　大頬骨筋と小頬骨筋は、頬骨から口輪筋付近にかけて並走する筋肉。小頬骨筋は上唇の挙上によって収縮するため、それで大頬骨筋と区別することができる。

頭部・顔面・頸部

咬筋
こうきん

ポイント
- 咬筋は噛む動作を行うための筋肉
- 噛みしめることで外側から筋が触知しやすい
- 顎周辺の疼痛、眼の腫れ、耳鳴りなどを引き起こす

急性・慢性的な酷使が疼痛や知覚過敏の原因に

咬筋は咀嚼筋の1つ。浅部と深部に分かれており、浅部では側頭骨と頬骨から成る頬骨弓の前3分の2から起こり、<u>下顎骨咬筋粗面下部</u>に停止します。深部では、頬骨弓の後ろ3分の2から起こり、<u>下顎骨咬筋粗面上部</u>に停止します。この筋肉が収縮すると下顎骨が上に上がり、噛む動作となります。咬筋そのものは比較的表面にあるため、触診は容易です。

原因

強い噛みしめや歯ぎしりなどによる急性・慢性的な筋肉酷使のほか、歯の治療などで口を大きく開ける動作を長時間行ったり、頭部を前に出す姿勢や、不正咬合があったりした場合も、TPの原因となります。

直接の外傷や精神的ストレスが原因の場合は、永続化することもあります。

傾向

側頭下顎関節（顎関節）における下顎骨の下制の制限、上下顎大臼歯および周辺歯茎部の疼痛・知覚過敏、不正咬合、同側の眼の腫れ・<u>耳鳴り</u>・<u>深部痛</u>等を引き起こす傾向があります。

注意点

咬筋の関連痛パターンは、僧帽筋上部、胸鎖乳突筋、頭半棘筋、側頭筋、外側翼突筋、頬筋、眼輪筋などの関連痛パターンと誤認しないようにする必要があります。

歯科疾患、ほかの原因による頭痛、<u>副鼻腔炎</u>との区別も必要です。

試験に出る語句

咀嚼筋
咀嚼運動に関わる筋肉の総称で、主に下顎筋が運動する。咬筋、側頭筋、外側翼突筋、内側翼突筋の4種類に分類される。

咬筋粗面
咬筋が停止する部分。下顎枝の外面に存在する。

キーワード

耳鳴り
他者には聞こえない、あるいは実際には音がしていないのに耳の奥で何かが鳴っているように感じられること。耳鳴りの発生には、多くの場合、聴覚路の障害が関係している。

深部痛
筋肉や骨膜から起こる痛みのこと。

副鼻腔炎
副鼻腔を覆っている粘膜が、何らかの原因で炎症を起こす病気。急性と慢性がある。

トリガーポイント

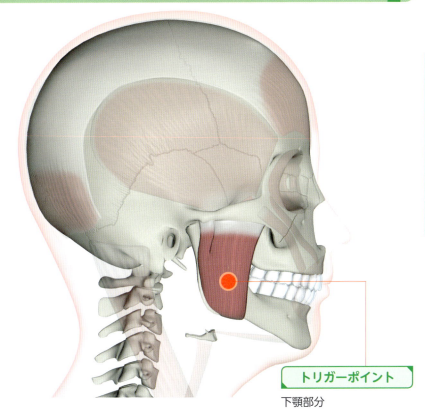

トリガーポイント

下顎部分

筋の位置と特徴

顎に位置する筋肉。噛みしめる際に筋肉の収縮が膨らんだ形となって顎の表面に現れるので、視覚的に確認するのも触診するのも容易である。

手技

噛みしめたときにできる筋肉の膨らみを、垂直方向に3秒程度押圧する。

COLUMN　活動性TPと潜在性TP

TPには、大きく分けて、活動性のものと潜在性のものがあります。活動性のTPは、可動域の制限に加えて痛みの放散が今起こっているタイプのTPです。これに対して潜在性TPは、可動域の制限や筋力の低下はあるものの、痛みはともなわないタイプのTPです。潜在性TPは誰もが持っている可能性があり、普段は気づかずに過ごすことが多いですが、無理な姿勢やちょっとしたけがが引き金となって、すぐに活動性のものに変わります。潜在性TPを活動させないためにも、日頃から発生因子を取り除く必要があるわけです。

頭部・顔面・頸部

側頭筋
そくとうきん

ポイント
- 咀嚼筋の1つで下顎骨を動かす
- 過度な筋肉の使用や不正咬合がTPの原因
- ほかの原因による頭痛や歯科疾患との誤診に注意

上顎歯や周辺歯茎部の疼痛や頭痛を引き起こす

　側頭筋は咀嚼筋の1つ。側頭窩から起こり、下顎骨筋突起および下顎枝の前上面に停止します。三叉神経の第三枝である下顎神経の枝の1つ、深側頭神経に支配され、筋肉が収縮すると下顎骨が挙上し、噛むことができます。また、下顎骨を後方に引く動きも行えます。

　触診の際は、触診指を側頭窩の上に置いて、側頭筋の収縮と弛緩を交互に行うよう患者に指示。患者が歯を噛みしめたときに側頭筋の収縮を触知します。

原因

　原因となるのは、日常的な歯ぎしりや歯の噛みしめ、ガムの噛みすぎ、頻繁に爪を噛むなどの、急性および慢性的な筋肉酷使。不正咬合や精神的なストレス、直接の外傷などによっても引き起こされます。

　また、胸鎖乳突筋など、ほかの筋肉のTPによっても引き起こされることがあります。

傾向

　側頭筋のTPは、上顎歯や周辺歯茎部の疼痛・知覚過敏、頭痛、不正咬合を引き起こす傾向にあります。また、多くの場合、永続化します。

注意点

　側頭筋のTPは、僧帽筋上部、胸鎖乳突筋、咬筋、外側翼突筋、眼輪筋、頬筋等のTPと誤診しないよう注意。また、ほかの原因による頭痛、歯科疾患、側頭下顎関節の疾患などと区別する必要もあります。

側頭窩
頭蓋骨の両外側（眼窩の後方）にある広く浅いくぼみ。大部分が側頭筋によって満たされている。

三叉神経
12対ある脳神経の1つ。眼神経、上顎神経、下顎神経の三神経に分かれることから、この名がある。

キーワード

咀嚼筋
下顎骨の運動に関わる筋肉の総称。深頭筋とも呼ばれ、咬筋、側頭筋、外側翼突筋、内側翼突筋から構成される。

収縮と弛緩
身体各部位の位置の変化（関節の動き）は、筋収縮による運動である。筋肉が弛緩すれば、関節を動かしていた力（牽引力）は弱まる。

トリガーポイント

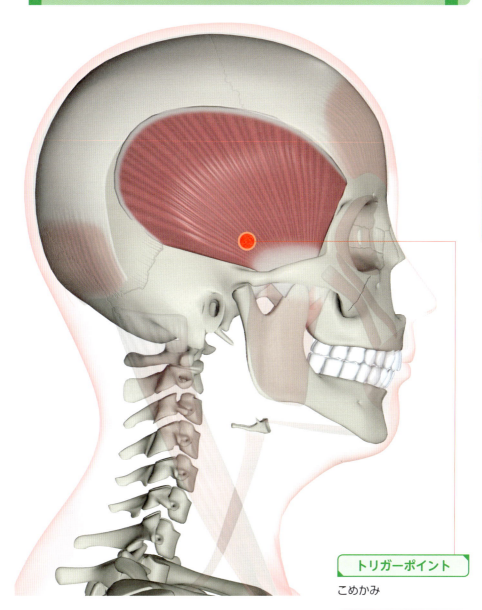

側頭筋

トリガーポイント

こめかみ

手技

こめかみを頭蓋骨の方向に3秒程度、垂直に押圧する。

筋の位置と特徴

歯を食いしばると緊張する筋肉。眼の外端から3〜4横指外方のこめかみの周囲に存在する。

外側翼突筋
がいそくよくとつきん

- 顎関節の周囲に位置する筋肉
- 顎関節の酷使や不正咬合が原因となることが多い
- 歯の疼痛など、ほかの疾患との誤診に注意

最もTPの多い咀嚼筋

　外側翼突筋は、下顎を前方あるいは側方に動かす機能を担う随意筋です。4つある咀嚼筋の1つで、その中でも最もTPの多い部分と考えられます。

　触診をするときは、患者に背臥位の姿勢をとらせ、手技者は頭側または横側に座るのが基本。患者の口腔前庭に触診指を入れ、上顎歯の外面に沿って奥歯までたどり、上顎歯の上の歯頸部と下顎頭の間にある小さなくぼみを上方向に押すと、外側翼突筋の内面を触知できます。

原因

　急性・慢性の筋肉酷使、不正咬合、頭部を前方に位置させた姿勢等が主な原因です。また、日常的な歯の噛みしめや歯ぎしり、爪噛み、ガムの噛みすぎなどが筋肉の酷使につながります。

　頭部を前方に位置させた姿勢は、下顎骨が引っ張られて、外側翼突筋の無理な収縮を引き起こすため、それが痛みの原因となります。一度この症状が現れると、永続化する場合が多いのも特徴です。

傾向

　この筋のTPは、側頭下顎関節の深部痛とクレピタス、下顎骨の同側への偏移の制限、不正咬合、頬の刺痛や頬筋の筋力低下、耳鳴り等を引き起こす傾向にあります。

注意点

　顎関節の疾患、副鼻腔炎、三叉神経痛、耳の感染症などと誤診されることが多いので、注意する必要があります。また、歯の疼痛とも区別しましょう。

咀嚼筋
下顎骨の咀嚼運動に関わる筋肉の総称。咬筋、側頭筋、外側翼突筋、内側翼突筋の4筋に分けるのが一般的。

不正咬合
一般に「乱杭歯」「八重歯」などと呼ばれる叢生、「出っ歯」と呼ばれる上顎前突、「受け口」と呼ばれる反対咬合等が、主な不正咬合である。

🔒 キーワード

口腔前庭
頬および唇の内側粘膜部分と、上下の歯との間にできる空間。

クレピタス
関節軟骨の破壊、下顎頭の骨吸収や変性、肥大などが原因となって関節雑音をともなう症状。クレピタス音は「ゴリゴリ」「ミシミシ」のような軋み音となって現れることが多い。

急性・慢性の筋肉酷使
バイオリンを弾く際に顎で保持する姿勢も外側翼突筋の酷使につながる可能性がある。

トリガーポイント

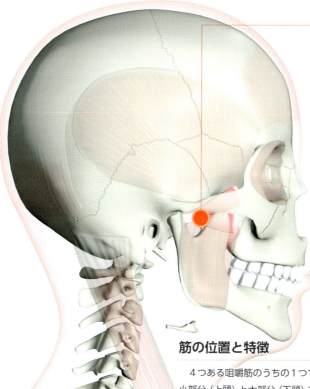

トリガーポイント
顎関節

手技
左ページで解説した方法で筋を触知し、TPが同定できたら、患部の筋肉に抵抗が感じられるまでゆっくりと圧力をかける。そのまま圧迫を数秒間維持する。

筋の位置と特徴

4つある咀嚼筋のうちの1つで、顎関節の周囲に位置する筋肉。小部分（上頭）と大部分（下頭）で上下に分かれ、上頭の起始は蝶形骨大翼の側面下面、下頭の起始は蝶形骨翼状突起外側板外面となる。蝶形骨から起こり、下顎枝後上端に位置する関節突起の頸部内面にある関節包および関節円板に停止する。

第2章 頭部・顔面・頸部の筋肉

外側翼突筋

COLUMN 指圧とTP治療は違う？

指先で圧力を加えるという点では、指圧とTP治療は共通しています。ただし、指圧で問題にするツボ（経穴）と、TPが同じものであるかどうかは、議論の分かれるところです。たしかにツボとTPは、高い確率で一致すると言われています。しかし、TPは索状硬結にのみ発生するという点でツボとの相違点があり、圧力を加えることで症状が再現されるのも、関連痛パターンを引き起こすのもTPならではの特徴です。現時点では、やはりツボとTPは別物と考えたほうがよいでしょう。ただし、指圧の手技をTP治療に活用することは十分考えられます。

頭部・顔面・頸部

顎二腹筋（がくにふくきん）

ポイント
- 下顎骨（かがくこつ）を後下方に引く作用を持つ
- 間に腱を挟んで前腹と後腹に分かれる
- 虫歯や胸鎖乳突筋（きょうさにゅうとつきん）の緊張と誤診しやすい

前腹と後腹に分かれる頸部の筋肉

　顎二腹筋は頸部の筋肉の１つ。舌骨（ぜっこつ）とつながっている舌骨上筋群に分類され、形状は細長く、間に腱を挟みながら前腹、後腹に分かれています。前腹はオトガイ舌骨筋と共に舌骨を前上方に挙上（きょじょう）。後腹は茎突舌骨筋（けいとつぜっこつきん）と共に後上方へ挙上。下顎骨を後下方に引く作用を持ちます。

　また、前腹と後腹では発生学的な由来が異なり、前腹は第１鰓弓（さいきゅう）に由来、三叉神経（さんさ）の枝である顎舌骨筋神経（がくぜっこつきん）に支配されています。後腹は第２鰓弓に由来し、顔面神経に支配されています。

原因
　鼻閉（びへい）のため口で呼吸するなど、口を開いた状態がずっと続くと顎二腹筋の酷使につながり、ＴＰが起きやすくなります。側頭筋、咀嚼筋（そしゃくきん）、内側翼突筋（ないそくよくとつきん）など下顎骨挙上筋（かがくこつきょじょうきん）の緊張過多、むち打ちなどの外傷によって引き起こされることもあります。

傾向
　下腹のＴＰは、下顎切歯（かがくせっし）の疼痛（とうつう）を引き起こす傾向があります。その際、ＴＰ側の切歯２本に加え、反対側の２本にも同様の痛みが発生します。上腹では、後頭前頭筋のＴＰを引き起こす傾向があります。

注意点
　虫歯の痛みや胸鎖乳突筋の緊張と誤診しないよう注意する必要があります。
　また、顎二腹筋は茎突舌骨筋との区別が難しいので、その点も注意を要します。

試験に出る語句

舌骨
下顎と咽頭（いんとう）の間にあるＵ字形をした骨。首の筋肉によって支持され、舌根を支持する。

茎突舌骨筋
顎二腹筋の後腹に沿って舌骨につく頸部の筋肉。舌骨をやや後方に挙上する作用を持つ。

第１鰓弓・第２鰓弓
鰓弓は、脊椎動物の発生において咽頭部に生じる支柱状に突出した形態物。ヒトには全部で６つあり、頭部や頸部のさまざまな構造に分化する。咽頭弓ともいう。

キーワード

鼻閉
何らかの原因で鼻孔や鼻腔が狭くなり、そこからの呼吸が障害された状態。一般には「鼻づまり」と呼ばれる。

むち打ち
頭部と体幹が強い衝撃を受け、異なる方向への動きを強いられることで発生する症状。頸椎捻挫ともいう。

トリガーポイント

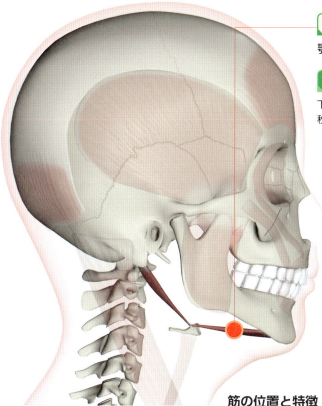

トリガーポイント
顎の後方

手技
下顎骨の下方を垂直方向に、3秒程度押圧する。

第2章 頭部・顔面・頸部の筋肉

顎二腹筋

筋の位置と特徴
顎の後方付近、下顎の側方に位置する筋肉。前腹が舌骨を前方に、後腹が舌骨を後方にそれぞれ挙上する。

COLUMN　舌を動かすことで口の筋肉がリラックスする

　顎関節や耳の内側を圧迫したときに強い痛みを感じる人、口を大きく開けるのが困難な人は、周辺の筋肉にTPが存在している可能性があります。心当たりがないという場合でも、睡眠中に歯ぎしりをしていたり、運動する際、無意識に歯を食いしばったりしていることが原因となっているのかもしれません。そういうときは、手技による治療に加え、口の筋肉をリラックスさせる方法も試みてみましょう。やり方はいたって簡単。口の中で舌を、円を描くように動かします。鼻で呼吸しながら、10回円が描ければOK。痛みがあって難しい場合は、できる範囲でかまいません。

頭部・顔面・頸部

後頭下筋群（こうとうかきんぐん）

ポイント
- 大後頭直筋、小後頭直筋、上頭斜筋、下頭斜筋の総称
- 頭を後ろに引いて直立の姿勢をとる動きに作用
- 頭上を見上げる姿勢がTPを引き起こす

頭を後ろに引いて直立の姿勢に作用する

　後頭下筋群とは、後頭部の最深層に位置する大後頭直筋、小後頭直筋、上頭斜筋、下頭斜筋の総称です。いずれも頭を後ろに引いて、直立する作用に関与します。

　大後頭直筋は、軸椎（第2頸椎）と後頭骨の間をつなぐ背部の筋肉で、頭部の後屈、側屈、回旋に作用します。小後頭直筋は、環椎（第1頸椎）と後頭骨の間をつなぐ背部の筋肉。頭部の後屈、側屈、回旋に作用します。上頭斜筋は、軸椎と後頭骨の間をつなぐ背部の筋肉。頭部の後屈、側屈、回旋に作用します。下頭斜筋は、環椎と軸椎の間をつなぐ背部の筋肉。頭部の後屈、側屈、回旋に作用します。

原因
　頭上を見上げる動作を続けるなど、長時間にわたって頭部を伸展させた姿勢は、急性・慢性的な筋肉の酷使となってTPを引き起こす可能性が高まります。むち打ちなどの外傷や、頸部を極度に冷やすなどの状況も同様です。

傾向
　後頭下筋群のTPは、環軸関節における軸椎の対側回旋を制限したり、環椎後頭関節や環軸関節における関節機能不全を引き起こしたりする傾向があります。また、拡散性のある頭痛の原因ともなります。

注意点
　胸鎖乳突筋や側頭筋、頸板状筋等のTPの関連痛パターンと誤診しないよう注意します。片頭痛や大後頭神経痛と区別する必要もあります。

試験に出る語句

軸椎
椎骨の上から2番目にある骨。第2頸椎。環椎（第1頸椎）との間にある環軸関節は体軸に垂直な回転軸を形成し、頭部を回旋させる。

後頭骨
頭蓋骨の後下部を構成する骨の1つ。台形で曲がった形状をしている。大後頭孔と呼ばれる大きな楕円型の穴が開いており、頭蓋腔と脊柱管とを結ぶ。

環椎
椎骨で最も頭側寄りの骨。第1頸椎。第2頸椎の軸椎とで、頭蓋骨と脊柱をつなぐ関節を形成している。ほかの椎骨と比べ、環椎と軸椎は関節可動域が非常に大きいのが特徴。

キーワード

（正中）環軸関節
環椎と軸椎の歯突起によって形成される関節。頭部を回旋させる働きをする。

トリガーポイント

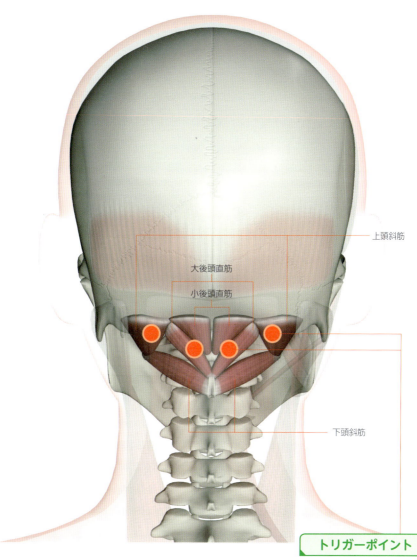

第2章 頭部・顔面・頸部の筋肉

後頭下筋群

上頭斜筋
大後頭直筋
小後頭直筋
下頭斜筋

トリガーポイント
後頭骨直下

手技
後頭骨の方向で、圧痛のある部分を3秒程度押圧する。

筋の位置と特徴

　後頭骨の下方部分に位置し、大後頭直筋、小後頭直筋、上頭斜筋、下頭斜筋という4つの筋肉によって構成されている。首を後ろに倒すと緊張する。

頭部・顔面・頸部

胸鎖乳突筋
きょうさにゅうとつきん

ポイント
- 胸骨と鎖骨から起こる頸部の筋肉
- 頸部の不自然な姿勢やしめつけがTPの原因となる
- 副鼻腔性頭痛や三叉神経痛と誤診されることがある

頸部の屈曲や伸展に作用する筋肉

　胸鎖乳突筋は頸部にある筋肉の1つ。胸骨と鎖骨から起こり、側頭骨の乳様突起に停止します。鎖骨頭は胸骨頭の下面外側に位置し、それぞれの間には隙間が空いているのが一般的ですが、その幅には個人差があります。

　胸鎖乳突筋の作用は、脊椎関節での頸部下部の屈曲、頭部と頸部上部での伸展、頸部と頭部の側屈、頸部と頭部の対側回旋、胸骨と鎖骨の挙上などです。

原因

　頭上を見上げる姿勢を長時間とることや、筋肉の呼吸機能を過度に働かせた呼吸や咳など、急性的・慢性的な筋肉の酷使や、不自然に高い枕で寝るといった強制的な筋肉の収縮などが、TPの原因として考えられます。

　また、外傷や長時間首をしめつける服を着るなど過度の刺激によっても引き起こされます。

傾向

　頸部と頭部の関節可動域の制限、咽頭痛、視力障害、運動失調、聴覚障害、眼瞼下垂、発汗過多などを引き起こす傾向があります。

　斜角筋群、広頸筋、肩甲挙筋、僧帽筋、頭板状筋、頸板状筋、咀嚼筋、顎二腹筋などで関連TPが発生する傾向もあります。

注意点

　副鼻腔性頭痛や片頭痛、胸鎖関節炎、三叉神経痛などと誤診されることが多いので注意を要します。

試験に出る語句

鎖骨頭・胸骨頭
胸鎖乳突筋の下部にあり、胸骨を起始としているほうが胸骨頭、鎖骨を起始としているほうが鎖骨頭。

キーワード

眼瞼下垂
目を開いたときに上まぶたが下がってしまい、黒目に当たる部分が隠されてしまう状態を指す。垂れ下がった上まぶたにより目の一部が覆われることになるため、視野が狭くなるといった機能障害をもたらすことがある。

副鼻腔性頭痛
副鼻腔は、鼻腔にある空洞。この副鼻腔の粘膜にウイルスや細菌などが感染すると炎症が起こり、頭痛の原因となる場合が多い。

三叉神経痛
顔面の知覚神経である三叉神経に起因する疼痛発作。原因としては、脳底腫瘍、髄膜炎、目や鼻の病気、インフルエンザ等の感染症が挙げられ、多くは顎周辺の痛みとなって現れる。

トリガーポイント

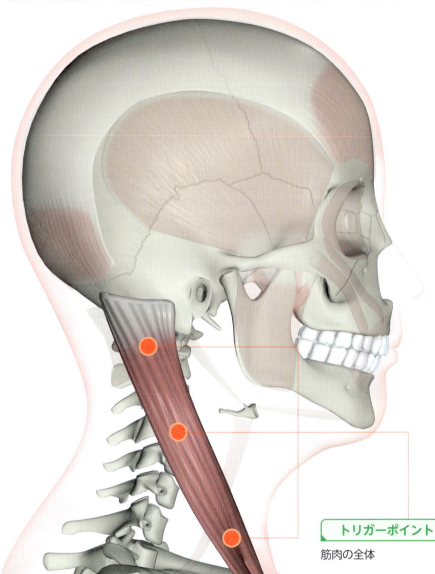

第2章 頭部・顔面・頸部の筋肉

胸鎖乳突筋

トリガーポイント

筋肉の全体

手技

乳様突起のおよそ1横指下、筋肉の中央、鎖骨の1～2横指上の3か所を垂直に3秒程度押圧またはつまむ。

筋の位置と特徴

耳の後方にある乳様突起から胸骨と鎖骨にかけて位置する。額を前に突き出したときに緊張するのが特徴。

頭部・顔面・頸部

斜角筋
しゃかくきん

ポイント
- 頸部脊柱の横突起から平行に走る3つの細長い筋肉
- 脊椎関節での頸部の屈曲、側屈、対側回旋、胸肋関節と肋椎関節での第1・第2肋骨の挙上に作用

ストレートネックがTPの原因になる

斜角筋は、深頸筋のうち、頸椎部脊柱の横突起から平行に走る細長い筋肉。前斜角筋、中斜角筋、後斜角筋の3つに分けられます。前斜角筋は第1肋骨から起こり、第3〜第6頸椎の横突起に停止。中斜角筋は第1肋骨から起こり、第2〜第7頸椎の横突起に停止。後斜角筋は第2肋骨から起こり、第2〜第7頸椎の横突起に停止します。

作用は、脊椎関節での頸部の屈曲、側屈、対側回旋、胸肋関節と肋椎関節での第1・第2肋骨の挙上です。

原因

ストレートネックや慢性閉塞呼吸器疾患による努力呼吸など、急性的・慢性的な筋肉の酷使が原因となることがあります。また、外傷によって引き起こされることもあり、その場合、永続化することもあります。

傾向

斜角筋のTPは、胸郭出口症候群、頸部の側屈・同側回旋の制限、長胸神経につながる神経根の絞扼、睡眠時の疼痛、第1または第2肋骨の関節機能不全などを引き起こす可能性があります。関連TPが、胸鎖乳突筋や僧帽筋上部、頭板状筋などで発生する傾向にあります。

注意点

肩甲挙筋、菱形筋、上後鋸筋、鎖骨下筋、棘上筋、棘下筋、小円筋、肩甲下筋、広背筋、大円筋、三角筋、烏口腕筋、上腕二頭筋、上腕筋、上腕三頭筋、短橈側手根伸筋、示指伸筋、回旋筋など、さまざまなTPの関連痛パターンと区別する必要があります。

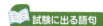 試験に出る語句

深頸筋
頸部の筋肉のうち、浅頸筋の下層にある筋肉の総称。後頭骨から上位肋骨にかけて頸椎の前面と側面を縦走する筋群で、前斜角筋、中斜角筋、後斜角筋のほか、椎前筋群（頭長筋、頸長筋、前頭直筋）がある。

横突起
椎骨の神経弓両側に突出している硬い突起。肋骨と関節を形成する。

ストレートネック
本来30〜40度に弯曲している頸椎が、姿勢の崩れや頸椎の疲労によって真っすぐになってしまうこと。頭部の重心が前に移動するため、首の筋肉が緊張し、慢性的な首の痛みや肩こりなどの症状が出る。

🔒 キーワード

努力呼吸
上気道の閉塞などが起こり、呼吸量の不足を補うための呼吸。通常の呼吸で使用される横隔膜や外肋間筋に加え、胸鎖乳突筋・内肋間筋・腹筋などの補助呼吸筋が使われることになる。

トリガーポイント

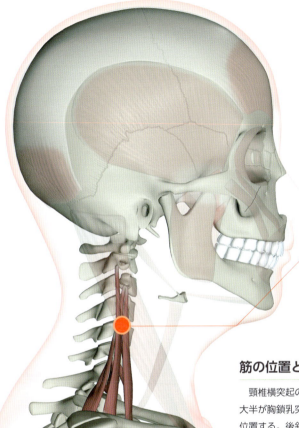

トリガーポイント
側頸部(そくけいぶ)

手技
頸椎側方を頸椎横突起の方向に3秒程度押圧する。

第2章 頭部・顔面・頸部の筋肉　斜角筋

筋の位置と特徴

頸椎横突起の前方に位置する筋肉。前斜角筋は大半が胸鎖乳突筋の深部にあり、そのすぐ外側に位置する。後斜角筋はそれらの筋肉よりさらに深部にあるため、触診がしにくい。

 Athletics Column

うつむく姿勢がTPにつながる

　前傾姿勢をとる機会が多い人は、頭部、顔面、顎関節に存在する筋肉に関連したTPを形成しやすく、さらに慢性化するケースも珍しくありません。成人の頭は5kg前後あり、その重みが身体の前方に傾けば、首に大きな負担がかかり、バランスをとろうとして不自然に顎を突き出す姿勢になります。どうしても環境を変えるのが難しい場合は、意識的に正しい姿勢に戻す必要があります。足を肩幅程度に開いて立ったら、脇をしめながら左右の肩甲骨を近づけるように胸を張り、肩の位置まで頭を後ろに引きましょう。これを毎日、2時間に1回のペースで行うだけでも、姿勢は改善されていきます。

頭部・顔面・頸部

肩甲挙筋
けんこうきょきん

ポイント
- 第1〜第4頸椎から起こり肩甲骨の上角に停止する
- 肩甲骨の挙上と下方回旋に関与する
- 頸椎の関節機能不全と似た症状を示す

頸椎と肩甲骨とを結ぶ棘腕筋
きょくわんきん

　肩甲挙筋は、背部の筋肉の棘腕筋のうち、僧帽筋と重なるように存在して、頸椎と肩甲骨とを結ぶ筋肉です。第1〜第4頸椎から起こり、下方外側に向かって走り、肩甲骨の内側縁に停止します。

　肩甲骨を上方へと引く作用があり、多くの場合、菱形筋や小胸筋などと共に働き、下方回旋をします。

　肩甲挙筋は腹臥位のほか、座位でも触診することができます。いずれの姿勢でも、患者が触診する側の手を腰の後ろに回すことで、より触知しやすくなります。

原因

　重い鞄を肩にかける、耳と肩の間に受話器を挟む、松葉づえで長時間歩きまわる、頭を傾けた状態でパソコンのモニターを見るなどの、急性的・慢性的な筋肉の短縮・伸張がＴＰの原因となります。

　また、過度の精神的なストレスや頸部の冷えによって発生することもあります。

傾向

　肩こりが最も多い症状です。関連するＴＰが、僧帽筋、頸板状筋、斜角筋、頸椎の脊柱起立筋に発生する傾向もあります。

注意点

　頸椎の関節機能不全と似た症状を示すことから、それと誤って診断されることもあります。

　また、斜角筋、菱形筋、棘上筋、棘下筋のＴＰと区別する必要もあります。

試験に出る語句

棘腕筋
背部の筋肉のうち、背部浅層にある筋肉の総称。背部の骨格から起こって、上肢との機能的な関連を持つ。肩甲挙筋のほか、僧帽筋、広背筋、菱形筋、肩甲挙筋がこれに属する。

肩甲骨
けんこうこつ
肩甲帯を構成する骨の1つ。肩に一対あり、後方から肋骨を覆っている大型の骨で、三角の形状をしている。

**肩甲挙筋における
ＴＰの痛み**
肩甲挙筋のＴＰは、主に頸部、肩甲骨、背部、肩関節に放散する。これらの痛みは、筋肉の運動をともなわない場合でも悪化することがある。

**棘上筋と棘下筋の
関連痛領域**
棘下筋の関連痛のほうが棘上筋よりも深い痛みとして感じられることが多いので、それが見分け方の1つとなる。

トリガーポイント

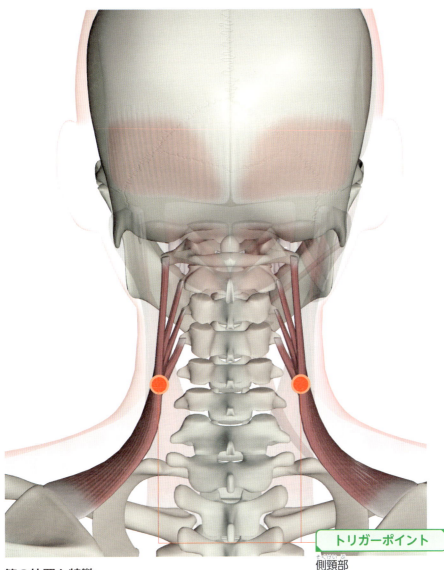

トリガーポイント
側頸部

筋の位置と特徴

肩をすくめたときに緊張する側頸部の筋肉。頸椎側面から肩甲骨上角を結んだ線に沿って走行しており、肩甲骨に近い部分は触れやすい。一方、頸椎に近い上部は厚い僧帽筋の深部に存在するため、強く圧迫しないと見つけにくい。

手技

第5～第6頸椎外方（側頸部の中央付近）を、垂直方向に3秒程度押圧する。

第2章 頭部・顔面・頸部の筋肉

肩甲挙筋

頭部・顔面・頸部

板状筋群
ばんじょうきんぐん

ポイント
- 頭板状筋と頸板状筋で構成される後頸部の筋肉
- 頭部と頸部の伸展・同側側屈・同側回旋に作用する
- 頭痛などのさまざまな関連痛を引き起こす

収縮時の疼痛や頸椎関節機能不全に関連

板状筋群は、長背筋のうち、後頸の深層に位置する筋肉の総称。頭板状筋と頸板状筋に分けられます。

頭板状筋は、頸椎および胸椎の棘突起から起こって外側上方に向けて走り、側頭骨乳様突起、後頭骨の最上項線の外側3分の1に停止。頸板状筋は、第3～第7胸椎の棘突起から起こり、第1～第3頸椎に停止します。

作用は、頭板状筋が頭部と頸部の伸展・同側側屈・同側回旋。頸板状筋が、頸部のみの伸展・同側側屈・同側回旋です。

原因

長時間頭部を片側に回旋させた姿勢や、前にもたげた姿勢などによる、急性的・慢性的な筋肉の酷使がＴＰの原因となります。

また、むち打ちなどの外傷や、首を過度に冷やすなどの状況でも引き起こされます。

傾向

頭板状筋のＴＰは、脊椎関節における屈曲や対側回旋の制限、同側における収縮時の疼痛、頸椎関節機能不全、頭痛などの関連痛を引き起こす傾向があります。

注意点

後頭前頭筋や胸鎖乳突筋のＴＰと誤って診断しないように注意する必要があります。

頸椎関節機能不全や片頭痛、痙性斜頸など、ＴＰ以外の症状と誤診されることもあるので、その点も注意しなくてはなりません。

試験に出る語句

長背筋
背部深層にある棘背筋のうち、長筋である筋肉の総称。

側頭骨乳様突起
側頭骨の後下方部、骨性外耳道の後内側、茎状突起の外側に位置する円錐状の突起。耳介の後ろあたりの体表面からも見たり、触れたりすることができる。

キーワード

疼痛
痛みを意味する医学用語の1つ。実際に何らかの組織損傷が起こったときや、組織損傷を起こす可能性があるときの不快な感覚と定義されている。

痙性斜頸
頭頸部の筋緊張異常による疾患。頭部の回旋・側屈・前後屈、肩挙上、側彎、体幹のねじれなどの症状となって現れる。

トリガーポイント

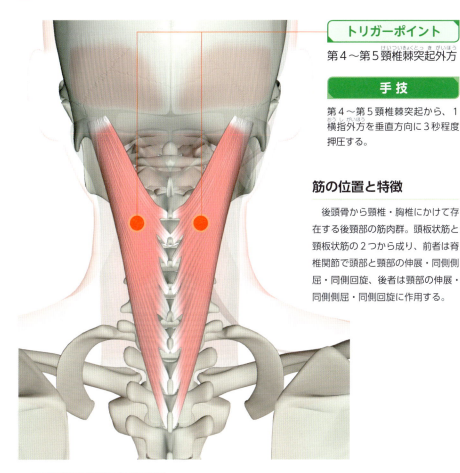

トリガーポイント
第4～第5頸椎棘突起外方

手技
第4～第5頸椎棘突起から、1横指外方を垂直方向に3秒程度押圧する。

筋の位置と特徴
　後頭骨から頸椎・胸椎にかけて存在する後頸部の筋肉群。頭板状筋と頸板状筋の2つから成り、前者は脊椎関節で頭部と頸部の伸展・同側側屈・同側回旋、後者は頸部の伸展・同側側屈・同側回旋に作用する。

第2章　頭部・顔面・頸部の筋肉

板状筋群

Athletics Column
テニスボールは手軽なセルフケアグッズ

　首の後ろや背中、殿部など、自分の手が届きにくい部位にセルフケアをほどこすのに便利なのがテニスボール。例えば、菱形筋に自分で圧力を加えたいときは、仰向けになって肩甲骨が外転するように(肩甲間部が開くように)胸の前で腕を保持。床と肩甲骨の間にテニスボールを置き、肩甲骨の上角から下角にかけての内側縁に圧力をかけていきます。ボールを動かすのではなく、ボールに乗った身体を動かしながら圧がかかる部分を移動させていくのがコツです。ローラーや専用のボール、圧迫棒など、本格的なマッサージ器具も専門店や量販店の健康グッズコーナーで販売されています。

コラム

TPとストレスの悪循環

　ＴＰの形成と持続化においては、物理的な要因と同じくらい精神的な要因も無視するわけにいきません。

　人は何らかの不安を感じると、身体全体あるいはその一部が緊張し、ＴＰが発生する可能性が高まります。

　さらに不安や緊張が続けば、交感神経と副交感神経から成る自律神経系のバランスを崩し、中枢神経系にも影響を与えます。すでにＴＰが発生している場合、これがさらに悪化。痛みの情報は、神経系を構成する基本単位のニューロンが中継し、筋肉に存在する神経受容体に反応しますが、中枢神経系に障害が発生すると、痛みに対する防御機能が弱まり、わずかな身体的あるいは精神的な異変にすら過剰に反応することになります。そしてその結果、痛みはますます増加、持続化の方向へと向かいます。

　ここまでくると、すでに変化してしまった中枢神経系そのものが痛みを持続させる要因となっているので、たとえＴＰの持続因子を取り除いてもＴＰの存在は消えません。精神的な不安や緊張がＴＰを発生させ、その痛みが中枢神経系に障害を発生させ、その障害がさらに痛みを持続化させる、という悪循環にはまり込むわけです。

　こうした悪循環が長期化すれば、うつ症状にまで発展する可能性もあります。当然、うつ病もＴＰの持続因子です。

　そこまで深刻化したら、抗うつ剤を投与するなど専門的な治療を検討しなくてはなりません。その意味でも、ＴＰの治療を開始する時期は早ければ早いほど良いということになりますし、総合的な治療を行うことも必要になります。

　そこで大切なのが、心の休息です。身体は休めていても、仕事や競技のことで頭が占められていたら心が休息したことになりません。精神的なものも含め、今はしっかりと休むべきときだということを本人が自覚することが大事です。

第3章
肩甲骨周囲の筋肉

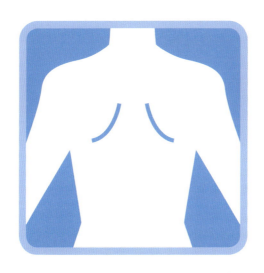

痛みとその痛みの原因と考えられる筋肉のトリガーポイント（青色丸）を紹介します。

肩甲間部の痛み

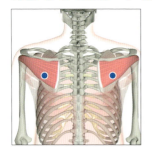
棘下筋
→P70

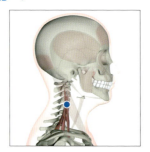
斜角筋
→P56

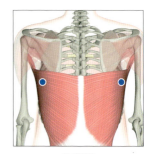
広背筋
→P76

肩前面の痛み

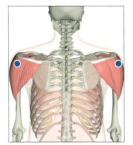
三角筋
→P66

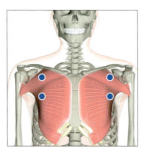
大胸筋
→P80

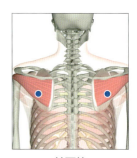
棘下筋
→P70

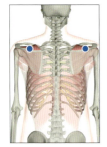
棘上筋
→P68

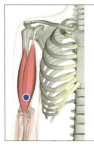
上腕二頭筋
→P94

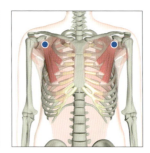
小胸筋
→P82

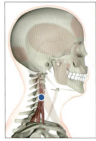
斜角筋
→P56

トリガーポイントが複数ある場合は、痛みに近い位置から触診するのが基本です。

肩後面の痛み

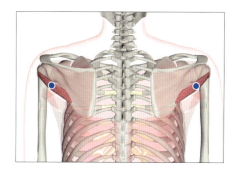
小円筋
→P72

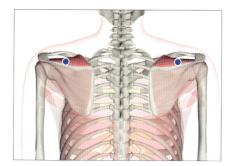
棘上筋
→P68

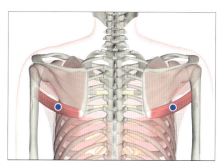
大円筋
→P78

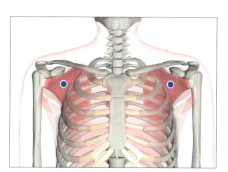
肩甲下筋
→P74

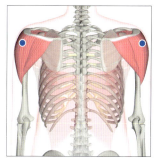
三角筋
→P66

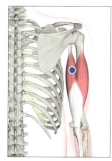
上腕三頭筋
→P98

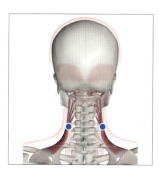
肩甲挙筋
→P58

第3章 肩甲骨周囲の筋肉

三角筋

ポイント
- 肩全体を包み込む大きな筋肉
- 鎖骨部（前部）と肩甲棘部（後部）に分けられる
- 肩関節を酷使することでTPが起きる

肩関節を支点にして上腕を動かす

　三角筋は、肩全体を包むようにして存在する筋肉で、鎖骨部（前部）と肩甲棘部（後部）に分けられます。鎖骨部は鎖骨の外側部の3分の1から、肩甲棘部は肩甲棘からそれぞれ起始して、肩関節を覆うように外下方へと走り、上腕骨三角筋粗面に停止します。

　作用は、肩関節を支点にして、鎖骨部が上腕の屈曲・内転・内旋、肩甲棘部が上腕の伸展・内転・外旋です。

　触診の際には、前部は上腕を屈曲と外転の途中まで動かすことで、後部は上腕の水平伸展に抵抗をかけることで触知がしやすくなります。

原因

　重いものを肩で担いで移動したとき、上腕を外転または伸展させた状態でキーボードを長時間使用したときなどの急性的・慢性的な筋肉の酷使、スポーツで何かと激突したときの直接的な外傷等が、TPの原因となります。また、棘下筋のTPの影響で起こる場合もあります。

傾向

　肩関節で上腕を外転または伸展する際に筋力低下を招く傾向があります。典型的な症状としては、肩関節周囲炎が挙げられます。関連痛は、三角筋の全体（前部から後部）に放散する傾向があります。

注意点

　腱板損傷や肩峰下滑液包炎などと誤診されることがあります。

試験に出る語句

肩甲棘
肩甲骨の背面上部で、ほぼ水平に走る隆起。その上方は棘上窩、下方は棘下窩という。

肩関節周囲炎
肩関節周囲の組織の炎症などにより、肩関節の痛みや動きの制限がみられる状態のこと。50代に多く現れることから五十肩と呼ばれることもある。

キーワード

腱板損傷・
肩峰下滑液包炎
いずれも肩関節の疼痛や、腱の断裂、炎症、筋力低下などをともなう急性・慢性の症状。腕を頭上に上げる運動を激しく繰り返すことで起きやすくなる。

トリガーポイント

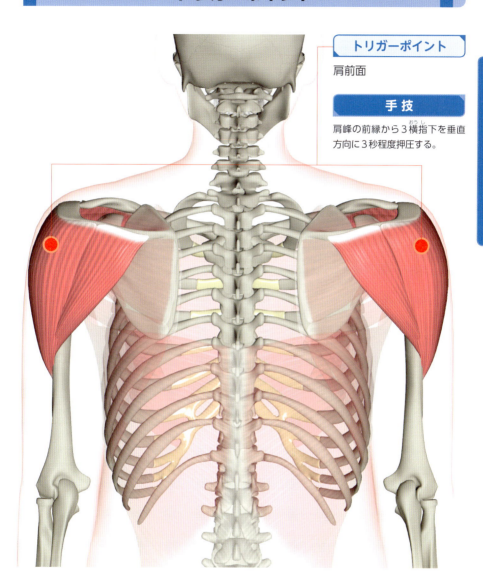

トリガーポイント
肩前面

手技
肩峰の前縁から3横指下を垂直方向に3秒程度押圧する。

第3章 肩甲骨周囲の筋肉

三角筋

筋の位置と特徴

肩関節周囲にある大きな筋肉。肩関節を支点にして、鎖骨部が上腕の屈曲・内転・内旋、肩甲棘部が上腕の伸展・内転・外旋に作用する。上腕を長時間外転・伸展させることでTPが起きやすくなる。

棘上筋(きょくじょうきん)

肩甲骨周囲

ポイント
- 棘下筋、肩甲下筋、小円筋と回旋筋腱板を形成する
- 肩関節を支点とした上腕の外転に作用する
- TPは肩に疼痛を発生させることが多い

肩峰(けんぽう)の下を外方へ走る筋

棘上筋は肩甲骨の棘上窩(きょくじょうか)、棘上筋膜の内面から起こり、肩峰の下を外方へ走りながら上腕骨の大結節上部に停止します。**肩関節を支点とした上腕の外転**に作用します。また、棘下筋、肩甲下筋、小円筋と共に、**回旋筋腱板（ローテーターカフ）** を形成しています。

原因

棘上筋のTPは、重い荷物を持ち上げる、長時間上腕を肩の高さまで上げて回転させるなどの急性的・慢性的な筋肉の酷使や、肩の脱臼などの外傷によって引き起こされます。

傾向

肩に疼痛(とうつう)を発生させることが多く、そのために肩を外転する際、困難を感じる傾向があります。

また、肩こり、上腕骨付着部における圧痛、鈍痛をともなう場合もあります。TPの関連痛は、棘下筋、小円筋、肩甲下筋、僧帽筋上部、三角筋、広背筋に発生する可能性があります。

注意点

棘下筋、小円筋、大円筋、三角筋、烏口腕筋、上腕二頭筋、上腕三頭筋、腕橈骨筋、長橈側手根伸筋、総指伸筋、回外筋、大胸筋、小胸筋、鎖骨下筋、斜角筋、上後鋸筋のTP関連痛パターンと誤って診断しないよう注意する必要があります。

また、肩関節外部では、**棘上筋と棘下筋の関連痛領域**が重なっているので、その点にも注意を要します。

 試験に出る語句

回旋筋腱板（ローテーターカフ）
肩甲骨の前面と後面から起こる４つの筋（肩甲下筋、棘上筋、棘下筋、小円筋）の腱。それら全体で上腕骨頭を抱え込み、肩関節を安定させている。

 メモ

肩関節を支点とした上腕の外転
肩関節の外転では、運動開始時に作用し、その後は三角筋の作用に引き継がれる。

疼痛
痛みを意味する医学用語の１つ。実際に何らかの組織損傷が起こったときや、組織損傷を起こす可能性があるときの不快な感覚と定義されている。

棘上筋と棘下筋の関連痛領域
棘下筋の関連痛のほうが棘上筋よりも深い痛みとして感じられることが多いので、それが見分け方の１つとなる。

トリガーポイント

トリガーポイント
棘上窩

手技
筋の中央を垂直方向に3秒程度押圧する。

第3章 肩甲骨周囲の筋肉

棘上筋

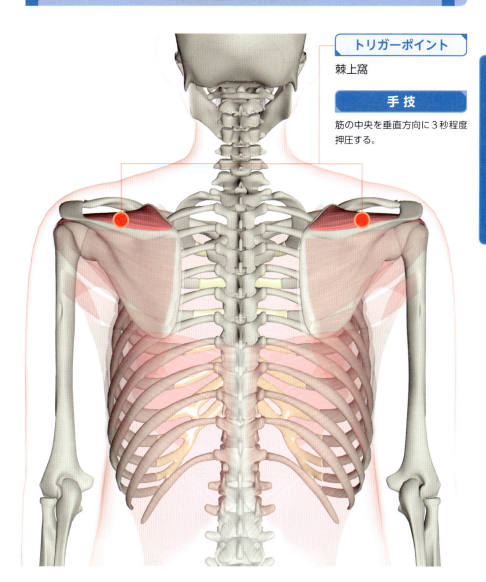

筋の位置と特徴

肩甲棘より上部にあり、肩甲骨の前部、厚い僧帽筋の後部に隠れている。肩甲骨の棘上窩から起こり、上腕骨大結節に停止。肩関節を支点に上腕の外転に作用する。

棘下筋

ポイント
- 肩甲棘の下にある大きな筋肉
- 肩関節を支点とする上腕の外旋に作用する
- 回旋筋腱板損傷や上腕二頭筋腱炎と誤診しやすい

小円筋のTPと相互発生しやすい

　棘下筋は、肩甲棘の下にある筋肉です。肩甲骨の棘下窩、棘下筋膜の内面（広範囲）から起こり、筋束が外方へ向かいながら上腕骨の大結節中部に停止。遠位腱は三角筋後部の深部に入り込んでいます。

　作用は、肩関節を支点とする上腕の外旋。棘上筋、肩甲下筋、小円筋と共に回旋筋腱板（ローテーターカフ）を形成しています。

原因

　肩関節を支点に上腕を外旋して、腕を大きく背後に回すなど、急性的・慢性的な筋肉酷使がＴＰの主な原因となります。また、肩関節の脱臼による外傷などによっても引き起こされます。

傾向

　棘下筋のＴＰは、肩関節における上腕の内旋を制限する傾向があります。肩前面の強い深部痛や、影響される側の肩を下にして横になった際の強い不快感をともなうこともあります。また、小円筋のＴＰと相互に発生しやすい傾向があります。

注意点

　小円筋、棘上筋、広背筋、大円筋、肩甲下筋、菱形筋、三角筋、烏口腕筋、上腕二頭筋、上腕三頭筋、斜角筋、大胸筋、小胸筋、鎖骨下筋、上後鋸筋、胸椎横突棘筋のＴＰ関連痛パターンと誤診しないように注意しましょう。また、回旋筋腱板損傷や上腕二頭筋腱炎と区別する必要もあります。

試験に出る語句

棘下窩
肩甲棘よりも下方にある三角形の広い領域。周囲に対してはくぼみ状だが、その中心部はやや隆起している。

キーワード

上腕二頭筋腱炎
野球などの投球動作を繰り返すことで起きやすくなる上腕二頭筋の腱の炎症。慢性化すると関節唇が引っ張られ、剥離や断裂を起こす場合もある。

メモ

遠位腱の触診
棘下筋の遠位腱は三角筋後部の深部に入り込んでいる。そのため、これを上腕骨の大結節まで触診するには、患者の上腕を屈曲させて三角筋後部が作用しないようにするのが望ましい。

トリガーポイント

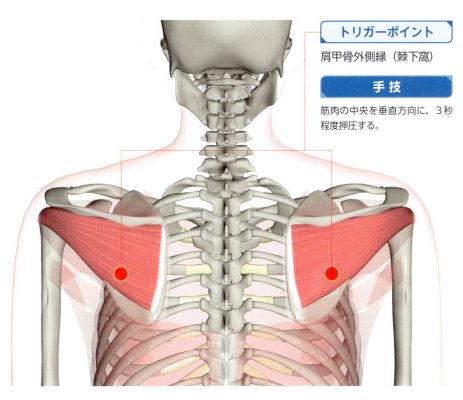

トリガーポイント
肩甲骨外側縁（棘下窩）

手技
筋肉の中央を垂直方向に、3秒程度押圧する。

第3章 肩甲骨周囲の筋肉

棘下筋

筋の位置と特徴

　　肩甲棘の下にある筋肉。肩甲骨の棘下窩から起こり、肩関節を支点とする上腕の外旋に作用する。棘上筋、肩甲下筋、小円筋と共に回旋筋腱板（ローテーターカフ）を形成している。

Athletics Column
筋力低下がTP発生の原因になる？

　　筋力が低下すると、運動時に適切な動きや姿勢を保つことができず、それが原因で筋が損傷しやすくなります。また、筋力が低下したぶん、運動時にかかる筋肉への負荷も大きくなります。いずれの場合においても、筋組織に過剰な負荷がかかって緊張した状態になるので、筋や筋膜におけるTP発生の大きな原因になり得ます。筋力低下の主な原因は、加齢と運動不足です。とくに40代以降は、下肢の筋量低下率が上肢の約3倍です。高齢者がウォーキングやランニングを積極的に行うべきなのは、このような理由があります。

小円筋
肩甲骨周囲

ポイント
- 腋窩部にあり、一部は棘下筋に覆われている筋肉
- 肩関節を支点とする上腕の外旋に作用
- 遠位は三角筋の深部に入り込んでいる

棘上筋、棘下筋、肩甲下筋と回旋筋腱板を形成

小円筋は、腋窩部にある筋肉です。棘下筋に一部覆われている肩甲骨の外側縁で、背側面の上方3分の2から起こり、上腕骨大結節の下部に停止。作用は、肩関節を支点とする上腕の外旋。棘下筋同様、遠位は三角筋後部の深部に入り込んでいるため、これを触診する際は患者の上腕を屈曲させて三角筋が作用しないようにします。また、棘上筋、棘下筋、肩甲下筋と共に回旋筋腱板（ローテーターカフ）を形成しています。

原因
肩関節を支点に上腕を外旋して、腕を大きく背後に回すなど、急性的・慢性的な筋肉の酷使がTPの主な原因となります。また、肩関節の脱臼による外傷などによっても引き起こされます。

傾向
肩関節における上腕の内旋を制限する傾向があります。肩前面の強い深部痛や、影響される側の肩を下にして横になった際の強い不快感をともなうこともあります。また、棘下筋のTPと相互に発生しやすく、大円筋、棘上筋、三角筋、肩甲下筋、大胸筋に関連痛パターンが発生する傾向もあります。

注意点
棘下筋、棘上筋、大円筋、肩甲下筋、三角筋、上腕三頭筋、上後鋸筋、肩甲挙筋、斜角筋のTP関連痛パターンとの区別に注意を要します。回旋筋腱板損傷や頸部椎間板症候群と区別する必要もあります。

試験に出る語句

腋窩部
左右を上腕と胸壁に、前後を大胸筋と広背筋の付着部によって囲まれる部分。脇の下。

回旋筋腱板
（ローテーターカフ）
肩甲骨の前面と後面から起こる4つの筋（肩甲下筋、棘上筋、棘下筋、小円筋）の腱。それら全体で上腕骨頭を抱え込み、肩関節を安定させている。

キーワード

頸部椎間板症候群
頸部椎間板の障害によって起こるさまざまな症状の総称。手足のしびれとして現れることが多く、症状が進むと回復が難しくなる。

メモ

棘上筋と棘下筋の関連痛領域
棘下筋の関連痛のほうが棘上筋よりも深い痛みとして感じられることが多いので、それが見分け方の1つとなる。

トリガーポイント

トリガーポイント
後腋窩ヒダ

手技
肩を外旋したときに収縮する腋窩部の筋肉を3秒程度押圧する。

第3章 肩甲骨周囲の筋肉

小円筋

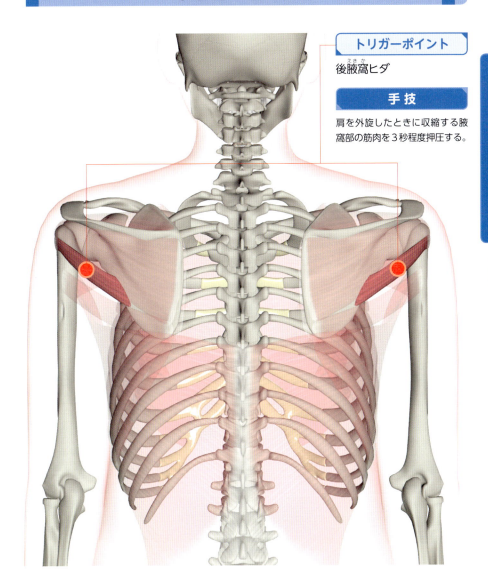

筋の位置と特徴

腋窩部に存在し、肩を外旋する際に緊張する筋肉。肩甲骨の外側縁で、背側面の上方3分の2から起こり、上腕骨の大結節に停止する。

肩甲下筋（けんこうかきん）

ポイント
- 肩関節を支点とする上腕の内旋に作用
- 棘上筋、棘下筋、小円筋と共に回旋筋腱板を形成
- 上腕の無理な内旋がTPの原因になる

上腕に強い痛みをともなう

　肩甲下筋は肩甲骨の**肩甲下窩**から起こり、筋束は三角形に集まりながら外方へ向かい、肩関節の前を出て**上腕骨小結節および小結節稜**に停止します。作用は、肩関節を支点とする上腕の内旋です。棘上筋、棘下筋、小円筋と共に、回旋筋腱板（ローテーターカフ）を形成しています。

原因

　肩甲下筋のTPは、水泳で肩関節の内旋を長時間行うなど、急性的・慢性的な筋肉の酷使や、肩関節脱臼などによる外傷で引き起こされます。また、ギプスや三角巾による内旋位での上腕の長時間にわたる固定、日常的な姿勢の影響で（上腕を内旋した状態で猫背の姿勢をとるなど）、筋肉の短縮を慢性化させるのも、TPを引き起こす原因になります。

傾向

　肩関節における上腕の外旋制限および痛み、上腕骨の付着部における強い圧痛などを引き起こす傾向があります。また、関連するTPが大胸筋、広背筋、大円筋、三角筋前部に多くみられます。

注意点

　肩甲下筋の関連痛パターンは、斜角筋、小円筋、大円筋、三角筋後部、上腕三頭筋、短橈側手根伸筋、尺側手根伸筋、長橈側手根伸筋、示指伸筋、上後鋸筋の関連痛パターンと誤診されることが多く、注意を要します。肩関節周囲炎、回旋筋腱板損傷、頸部椎間板症候群との区別も必要です。

肩甲下窩
肋骨前面にある大きな浅いくぼみ。肩甲下窩の内側3分の2には、肩甲下筋が起こるのを助けるため、外側に向かって斜めに上行する数本の稜線が走っている。

上腕骨小結節・小結節稜
上腕骨小結節は、上腕骨頭の前内側にある小さな隆起。肩の前面で肩甲骨烏口突起の外側で触知することができる。小結節稜は、小結節の下方に伸びた低い隆起。

メモ

肩甲下筋の可動域制限
腕を上げるなど、肩の反復運動によって肩甲下筋にTPが発生すると、ボールを投げる動作をしようとしても、腕を肩の高さに上げることさえ困難になることがある。

トリガーポイント

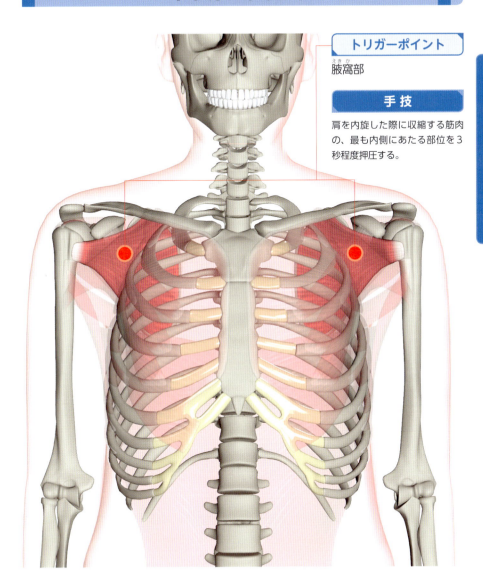

トリガーポイント
腋窩部

手技
肩を内旋した際に収縮する筋肉の、最も内側にあたる部位を3秒程度押圧する。

第3章 肩甲骨周囲の筋肉

肩甲下筋

筋の位置と特徴

肩甲骨の内側（肩甲骨と胸郭の間）にあり、肩関節を内旋する際に緊張する筋肉。肩甲骨の肩甲下窩から起こり、筋束は三角形に集まりながら外方へ向かい、肩関節の前を出て上腕骨小結節および小結節稜に停止する。

広背筋

ポイント
- 骨盤・脊椎から上腕骨に至る大きな筋肉
- 上腕、腰仙関節、肩甲胸郭関節の動きに作用する
- 過度な筋肉の伸張や圧迫が痛みの原因となる

筋肉の収縮時や休息時に疼痛が発生する

　広背筋は、骨盤・脊椎から上腕骨に至る大きな筋肉です。第5胸椎〜第5腰椎の棘突起、仙骨後部および腸骨稜後部から起こり、下部から上外側方、上部から水平に外側方へ向かって走り、上腕骨の内側二頭筋溝に停止。肩関節を支点にした上腕の伸展・内転・内旋、骨盤の前傾、肩甲胸郭関節における肩甲骨の下制に、それぞれ作用します。

原因
　TPの原因としては、頭上から上腕を引き下げる運動や、下面を手で押して身体を上げるといった動きを通じての急性的・慢性的な筋肉の酷使が挙げられます。重いものを片手または両手で吊り下げることによる過度な筋肉の伸張、筋肉に対する強い圧迫などによっても引き起こされる可能性があります。

傾向
　筋肉を収縮させたときや休息しているときに疼痛が発生するのが特徴です。また、筋が付着している側の脊椎が関節機能不全を起こすことがあります。関連TPには、大円筋、上腕三頭筋長頭、僧帽筋下部、胸部脊柱起立筋、尺側手根屈筋、上後鋸筋などがあります。

注意点
　関連痛パターンを、斜角筋、棘下筋、肩甲下筋、胸部脊柱起立筋、前鋸筋、上後鋸筋、腹直筋、菱形筋、僧帽筋下部、大円筋、三角筋、小胸筋の各TP関連痛パターンと誤診しないよう注意を要します。

上腕骨の内側二頭筋溝
上腕二頭筋の筋腹には、内外両側に溝があり、それぞれ内側二頭筋溝と外側二頭筋溝という。前者には尺側皮静脈、後者には橈側皮静脈が走っている。

肩甲胸郭関節
肩甲骨と胸郭との間にある関節。

筋肉に対する強い圧迫
例えば、サイズの合っていないブラジャーで身体をしめつけるような状況が、これに相当する。

疼痛
痛みを意味する医学用語の1つ。実際に何らかの組織損傷が起こったときや、組織損傷を起こす可能性があるときの不快な感覚と定義されている。

トリガーポイント

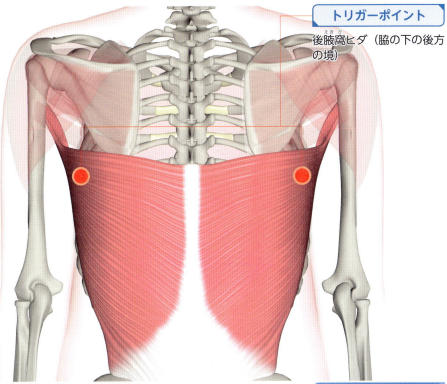

トリガーポイント
後腋窩ヒダ(脇の下の後方の境)

第3章 肩甲骨周囲の筋肉 広背筋

筋の位置と特徴

骨盤から肩にかけての範囲にある大きな筋肉。広背筋の遠位腱は腋窩の上にあり、上腕骨まで容易にたどることができる。また、上腕骨では、広背筋の腱は大円筋の腱よりも前側にある。

手技

後腋窩ヒダの最も外側にある部位を、指でつまむように3秒程度押圧する。

Athletics Column
筋膜の柔軟性を保つエクササイズ

　筋膜は、筋肉、臓器、骨など、身体を構成するすべての要素を包み、支えている組織ですが、適切に動かし続けていないと、すぐに柔軟性が失われてしまうという欠点も持っています。TPが発生する多くの原因として、筋膜が凝り固まってしまうことが挙げられるのも、そのためです。硬くなった筋膜をほぐすエクササイズを「筋膜リリース」といいます。一般的なストレッチと違うのは、広い面での圧迫を加え、押し伸ばす点です。筋膜は身体全体に複雑に張り巡らされているので、縦方向や横方向のみなど、一方向に伸ばすだけでは効果が期待できません。あらゆる方向に伸ばす必要があります。

大円筋
だいえんきん

肩甲骨周囲

ポイント
- 肩関節を支点とする上腕の伸展・内転・内旋に作用
- 外旋時に収縮する小円筋に対し、内旋時の収縮が目印
- 前腕の強い伸展がTPの原因

小円筋の下に位置する筋肉
しょうえんきん

　大円筋は肩甲骨外側縁の下角および背側面の下方3分の1から起こり、前外方へ向かいながら上腕骨小結節稜に停止。肩関節を支点とする上腕の伸展・内転・内旋に作用します。

　大円筋は小円筋の下に位置していますが、小円筋が外旋時に収縮するのに対し、大円筋は内旋時に収縮する作用があるので、両者を触診で区別するのは比較的容易です。

原因
　大円筋のTPは、前腕の強い伸展による急性的・慢性的な筋肉の酷使で引き起こされます。

傾向
　肩関節で上腕の外転を制限させての収縮または伸張、肩甲骨の外転などが行われる際に、深部痛が発生する傾向があります。運動制限はそれほど顕著ではなく、手を頭上まで挙上する際に可動域が制限される程度です。また、関連するTPが、広背筋、上腕三頭筋、三角筋後部、小円筋、肩甲下筋、菱形筋、僧帽筋中部、前鋸筋に発生することがあります。

注意点
　大円筋のTPにおける関連痛パターンは、三角筋、上腕三頭筋、上後鋸筋、棘上筋、棘下筋、小円筋、肩甲下筋における同様の関連痛パターンと誤って診断しないよう注意する必要があります。肩甲上腕関節や肩鎖関節の機能不全、回旋筋腱板損傷、三角筋の損傷などとの区別にも注意を要します。

試験に出る語句

肩甲骨外側縁の下角
肩甲骨は逆三角形をしており、3つの角にはそれぞれ上角、下角、外側角という名称がある。

メモ

大円筋上縁と小円筋下縁の区別
まず、腹臥位の患者の前腕がテーブルから垂れ下がるようにし、その横に座った手技者の膝の間に患者の前腕を挟むようにする。続いてそのままの姿勢で、患者に上腕の外旋と内旋を交互に行わせると、内旋時に大円筋の収縮が、外旋時に小円筋の収縮が触知できる。

大円筋の可動域制限
大円筋と合わせ、三角筋後部、肩甲下筋にTPが発生していると、可動域が大きく制限され、五十肩の症状を呈する。

トリガーポイント

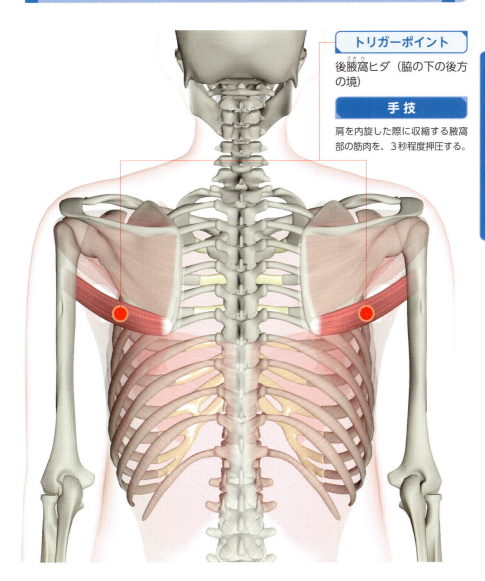

トリガーポイント
後腋窩ヒダ（脇の下の後方の境）

手技
肩を内旋した際に収縮する腋窩部の筋肉を、3秒程度押圧する。

第3章 肩甲骨周囲の筋肉

大円筋

筋の位置と特徴

腋窩部にあり、肩を内旋した際に緊張する筋肉。肩甲骨外側縁の下角および背側面の下方3分の1から起こり、前外方へ向かいながら上腕骨小結節稜に停止。肩関節を支点とする上腕の伸展・内転・内旋に作用する。

79

大胸筋（だいきょうきん）

肩甲骨周囲

ポイント
- 胸郭外側面にある筋の1つ
- ＴＰが肩関節の制限を引き起こす
- 胸郭関節機能不全や肋軟骨炎と誤診しやすい

上腕と肩甲骨の動きに作用

　大胸筋は、胸郭外側面にある筋の1つです。鎖骨の内側2分の1、胸骨と第2〜第7肋軟骨前面、**腹直筋鞘**からそれぞれ起こり、上外方に集まりながら**上腕骨の結節間溝**の外側唇に停止します。

　作用は、筋肉全体では肩関節を支点とする上腕の内転・内旋・水平屈曲と、肩甲胸郭関節における肩甲骨の外転です。鎖骨頭では、肩関節での上腕の屈曲。胸骨頭では、肩関節での上腕の内転と、肩甲胸郭関節での肩甲骨の下制です。

原因

　肩関節を使って上腕を激しく内転させるなどの急性的・慢性的な筋肉の酷使や、肩を丸めた姿勢など筋肉を短縮させた姿勢の長時間維持によって、トリガーポイントが引き起こされます。筋肉への強い圧迫も原因となります。

傾向

　大胸筋のＴＰの影響で、肩関節における上腕骨の外転・水平伸展の制限、肩甲胸郭関節での肩甲骨の後退制限、胸郭や肩、脇、手、乳房の放散痛などを引き起こす傾向があります。乳房に鬱血感を覚えることもあります。

注意点

　胸郭関節機能不全、**肋軟骨炎**、**上腕二頭筋腱炎**、肩関節滑液包炎などと間違わないよう区別する必要があります。また、左側のＴＰでは、狭心症、心筋梗塞と誤診されることもあります。

 試験に出る語句

腹直筋鞘
腹部を縦に走る腹直筋を、前後で包むようにして存在する扁平の腱膜。側腹筋（外腹斜筋・内腹斜筋・腹横筋）の停止腱膜が正中線近くで癒合してつくられている。

上腕骨の結節間溝
上腕骨の大・小結節の間には幅1cm弱の結節間溝が上下に走り、上腕二頭筋長頭の腱が通っている。

 キーワード

肋軟骨炎
肋軟骨と胸骨の関節における肋軟骨の炎症性疾患。

上腕二頭筋腱炎
野球などの投球動作を繰り返すことで起きやすくなる上腕二頭筋の腱の炎症。慢性化すると関節唇が引っ張られ、剥離や断裂を起こす場合もある。

トリガーポイント

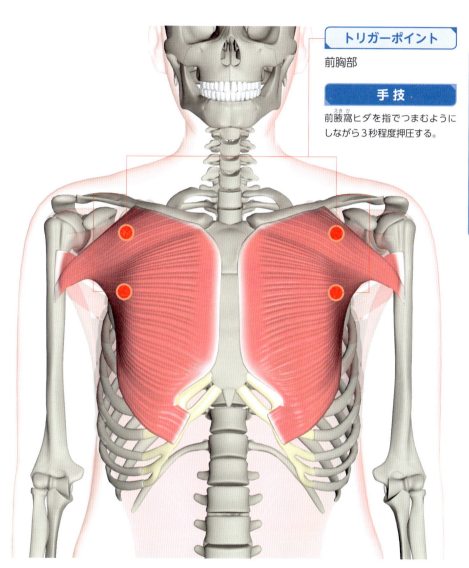

トリガーポイント
前胸部

手技
前腋窩ヒダを指でつまむようにしながら3秒程度押圧する。

第3章 肩甲骨周囲の筋肉

大胸筋

筋の位置と特徴

　前胸部にあり、肩関節を内転させた際に緊張する筋肉。全体では肩関節を支点とする上腕の内転・内旋・水平屈曲と、肩甲胸郭結節における肩甲骨の外転に作用。鎖骨頭では、肩関節での上腕の屈曲、胸骨頭では、肩関節での上腕の内転と、肩甲胸郭結節での肩甲骨の下制に作用する。

小胸筋 (しょうきょうきん)

肩甲骨周囲

ポイント
- 大胸筋に覆われた筋肉で、3つの筋束により構成
- 肩甲骨の外転・下制・下方回旋と肋骨の挙上に作用
- 頸部椎間板症候群などほかの疾患と誤診しやすい

烏口突起や第4肋骨付着部等にTPが発生

　小胸筋は、胸郭外側面にある筋の1つで、大胸筋に覆われた三角形の筋肉です。第3〜第5前面から起こり、上外方に集まりながら肩甲骨の烏口突起内側面に停止。各肋骨から起こる3つの筋束は、個々に触診することができます。

　作用は、肩甲胸郭関節における肩甲骨の外転・下制・下方回旋と、胸肋関節および肋椎関節における第3〜第5肋骨の挙上です。

原因

　小胸筋のTPは、重い物の挙上や杖を用いての立位・歩行、あるいは三角巾やギプスの使用など、急性的・慢性的な筋の酷使や圧迫、長時間の短縮などによって引き起こされます。大胸筋や斜角筋のTPの影響で発生することもあります。

傾向

　烏口突起または第4肋骨の付着部にTPが発生しやすい傾向があります。肩甲胸郭関節での肩甲骨の内転の制限や、肩甲骨のウィンギングを引き起こしやすいのも特徴です。

注意点

　この筋肉のTP関連痛を、大胸筋、三角筋、烏口腕筋、斜角筋、棘上筋、棘下筋、上腕二頭筋、上腕三頭筋の関連痛パターンと誤診しないよう注意。頸部椎間板症候群、斜角筋症候群、肋鎖症候群、手根管症候群、上腕二頭筋腱炎、上腕骨内側上顆炎、狭心症・心筋梗塞など、ほかの疾患による痛みとの区別にも注意を要します。

試験に出る語句

烏口突起
肩甲骨上縁の外側部（肩関節の付け根）にある曲がった突起。上肢を動かす筋や胸壁の筋（上腕二頭筋短頭、烏口腕筋、小胸筋）が付着している。

ウィンギング
肋骨から肩甲骨が少し浮いて、安定していない状態。

キーワード

上腕骨内側上顆炎
肘の内側上顆（上腕骨の中で屈筋腱が付着する部分）から起こる屈曲回内筋群の炎症。

メモ

棘上筋と棘下筋の関連痛領域
棘下筋の関連痛のほうが棘上筋よりも深い痛みとして感じられることが多いので、それが見分け方の1つとなる。

トリガーポイント

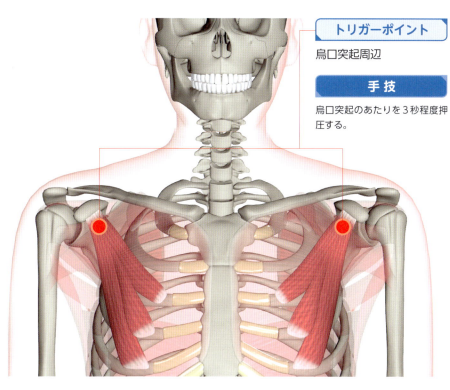

トリガーポイント
烏口突起周辺

手技
烏口突起のあたりを3秒程度押圧する。

第3章 肩甲骨周囲の筋肉

小胸筋

筋の位置と特徴

大胸筋の深部にあり、上肢帯を引き上げた際に緊張する筋肉。肋骨の第3〜第5肋骨前面から起こっている3つの筋束は、個々に触診することができる。関連するTPは、大胸筋、三角筋前部、斜角筋、胸鎖乳突筋で発生しやすい。

COLUMN 症状は筋・筋膜を保護するための警告信号

TPを別の視点から考えると、典型的な症状として現れる痛みや関節可動制限、筋力低下などには、それ自体に大切な役割があるといえます。身体が痛みや可動制限、筋力低下を起こすことによって、損傷した筋肉とそれを動かす主要筋肉の動きを弱め、結果的にその筋肉を防御し、修復に向かわせる機構がTPにはあるという考え方です。さらに言いかえるなら、TPによって引き起こされるさまざまな症状は、脳が筋や筋膜を保護するために発動させる警告信号ということになります。より大きな損傷を防ぐためにも、わずかな信号だからといって軽視せず、早期のケアを心がけましょう。

前鋸筋
ぜんきょきん

ポイント
- 胸郭外側面にある筋の1つ
- 肩甲骨の外転・上方回旋に作用する
- TPが呼吸困難の原因になることがある

肩甲骨と胸郭の間に位置する筋肉

前鋸筋は、胸郭外側面にある筋の1つです。第1〜第9肋骨の前外側面から起こり、肩甲骨と胸郭との間を後上方に走りながら、肩甲骨の内側縁の前面に停止。肩甲胸郭関節においては、肩甲骨の外転と上方回旋に作用します。

原因

テニスのスイングや投球など、とくに肩甲骨の外転を行う際の急性的・慢性的な筋肉の酷使がTPの原因となります。また、呼吸の際に前鋸筋が補助的な役割を行う努力吸気によって引き起こされることもあります。

傾向

肩甲胸郭関節での肩甲骨の内転が制限されたり、深い呼吸が困難になったりする傾向があります。腕を上下に激しく動かすと、脇腹痛が生じるのも特徴です。肩甲骨下端付近、上肢の内側、手のひら、第3指および第4指に痛みが放散することもあります。

関連するTPは、胸椎の脊柱起立筋および横突棘筋、僧帽筋中部、上後鋸筋、広背筋、胸鎖乳突筋、菱形筋に発生する傾向があります。

注意点

肋間筋、僧帽筋、菱形筋、胸椎の脊柱起立筋および横突棘筋、広背筋、棘下筋、横隔膜のTPと誤診しないようそれぞれ注意を要します。左側の筋肉が痛む場合、狭心症や心臓発作が原因の痛みと誤診する可能性もあります。

キーワード

横隔膜のTP
横隔膜は、胸腔の床を形成し、息を吸いこむときに胸腔の容積を拡大するよう作用する。TPは、喘息や喫煙、前かがみの姿勢、腹筋の筋力低下、過度のランニング、妊娠などが原因で発生する。

狭心症
心臓に酸素や栄養を送る冠動脈が狭くなり、心臓が活動するために必要な血液が十分に供給されなくなることで起こる症状。

メモ

努力吸気
吸息運動は、主に横隔膜の収縮によって行われるが、呼吸不全を起こしたときなどには、前鋸筋のほか、大胸筋や小胸筋、僧帽筋、胸鎖乳突筋、斜角筋群などが呼吸補助筋として動員される。

脇腹痛
脇腹痛は、呼吸をする際の筋肉の動きに合わせて発生することもある。

トリガーポイント

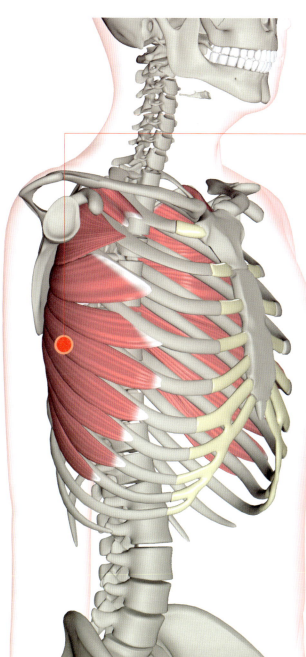

トリガーポイント
側胸部

手技
腋窩ラインの肋間に指先を置いて、垂直方向に3秒程度押圧する。

第3章 肩甲骨周囲の筋肉　前鋸筋

筋の位置と特徴

　胸郭外側面にある筋の1つ。肩甲胸郭関節においては、肩甲骨の外転と上方回旋に作用する。

コラム

睡眠の質とTP

　TPが引き起こす痛みは夜間の睡眠を妨げます。慢性的な不眠や睡眠不足は、疲労を蓄積させ、TPを持続させる要因となります。不眠症にともなう気分障害がうつ症状を引き起こせば、それがさらにTPの悪化へとつながっていきます。

　十分な睡眠の量を保つには、まずTPへの圧迫治療が最善ですが、それと同時に睡眠の質そのものを高める工夫をしましょう。質の良い睡眠は、TPやそれと関連する疾患を防ぐだけでなく、糖尿病や高血圧など生活習慣病につながるリスクを遠ざけることにもなります。

　就寝前には、激しい運動を行ったり、仕事のメールをチェックしたりするなど、交感神経を優位に働かせる行動はできるだけ避けるのが原則です。交感神経は、別名「昼の神経」。副交感神経「癒やしの神経」と拮抗する形で自律神経を構成します。交感神経が活発化すると、血管が収縮して血圧が上昇するなど、睡眠中とはまったく逆の状態となってしまいます。午後遅い時間になってからカフェインの多い飲み物を摂るのもNGです。カモミールティーやラベンダーティーなどのハーブ茶は心身をリラックスさせる効果があり、就寝前の水分補給には最適。寝る直前の適度な体温の上昇にも安眠効果があるので、生姜湯もおすすめです。アルコールは脳の働きを抑制するので一見、不眠対策として良さそうですが、毎日飲んでいるうちに脳がアルコールに対して耐性を持つようになり、その耐性を上回る量のアルコールを摂取しないと眠れなくなってしまいますから、今度はアルコール中毒症を引き起こすリスクが高くなってしまいます（アルコールとTPの関係は、P32のコラム「TP予防のための栄養学」参照）。

　室内の温度と湿度は、高すぎず、低すぎずを心がけましょう。光や音など、ちょっとした刺激によっても眠りの質は変わります。睡眠を妨げるものが寝室にないか、今一度チェックしてみてください。アロマもおすすめですが、種類によって安眠効果があるものと、逆に気分を高揚させるものとがありますから、選び方に注意しましょう。

第4章
上腕・前腕の筋肉

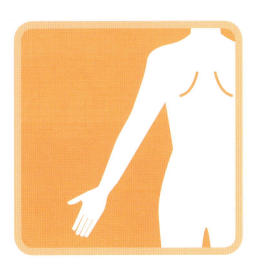

痛みとその痛みの原因と考えられる筋肉のトリガーポイント（青色丸）を紹介します。

上腕前面の痛み

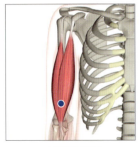
上腕二頭筋
→P94

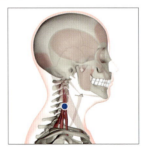
斜角筋
→P56

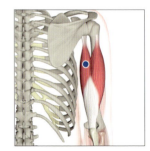
上腕三頭筋
→P98

上腕後面の痛み

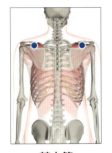
棘上筋
→P68

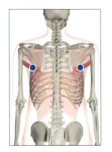
大円筋
→P78

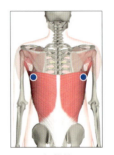
広背筋
→P76

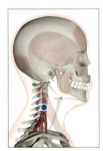
斜角筋
→P56

外側上顆の痛み

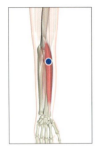
長橈側手根伸筋
→P116

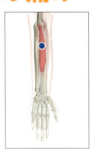
総指伸筋
→P122

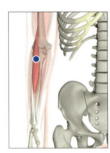
腕橈骨筋
→P100

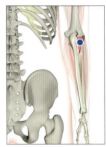
肘筋
→P114

トリガーポイントが複数ある場合は、痛みに近い位置から触診するのが基本です。

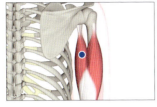
上腕三頭筋
→P98

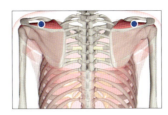
棘上筋
→P68

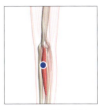
短橈側手根伸筋
→P118

内側上顆の痛み

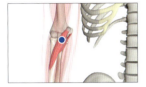
円回内筋
→P102

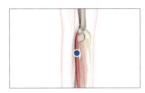
長掌筋
→P106

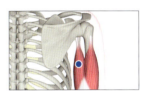
上腕三頭筋
→P98

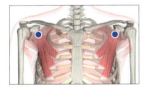
小胸筋
→P82

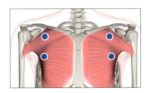
大胸筋
→P80

肘の痛み

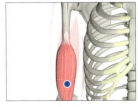
上腕筋
→P96

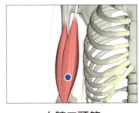
上腕二頭筋
→P94

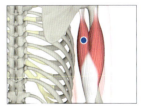
上腕三頭筋
→P98

第4章 上腕・前腕の筋肉

前腕前面の痛み

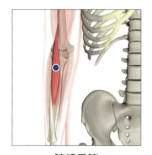
腕橈骨筋
→P100

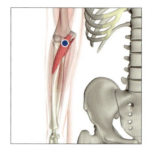
円回内筋
→P102

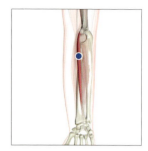
長掌筋
→P106

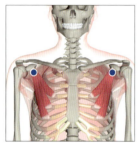
小胸筋
→P82

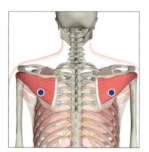
棘下筋
→P70

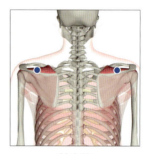
棘上筋
→P68

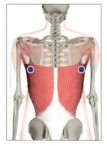
広背筋
→P76

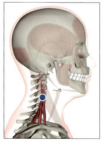
斜角筋
→P56

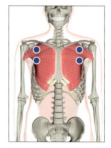
大胸筋
→P80

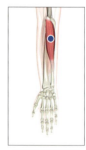
尺側手根屈筋
→P112

前腕後面の痛み

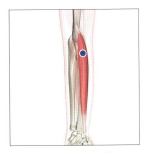

長橈側手根伸筋
→P116

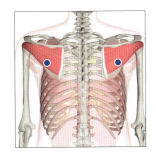

棘下筋
→P70

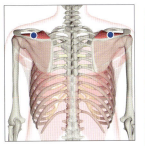

棘上筋
→P68

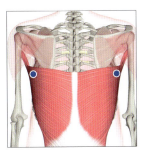

広背筋
→P76

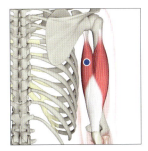

上腕三頭筋
→P98

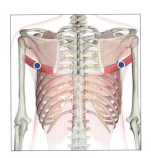

大円筋
→P78

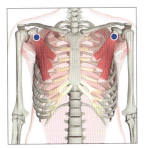

小胸筋
→P82

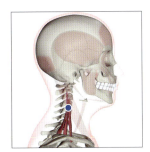

斜角筋
→P56

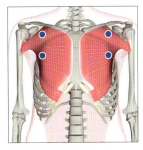

大胸筋
→P80

第4章 上腕・前腕の筋肉

手掌の痛み

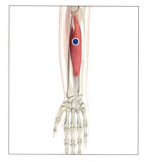

浅指屈筋
→P108

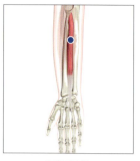

深指屈筋
→P110

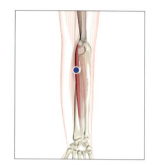

長掌筋
→P106

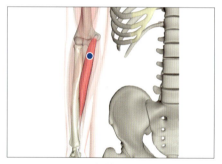

橈側手根屈筋
→P104

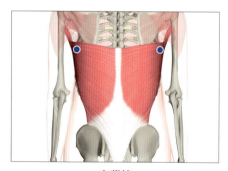

広背筋
→P76

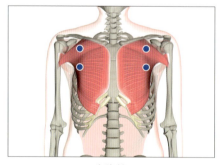

大胸筋
→P80

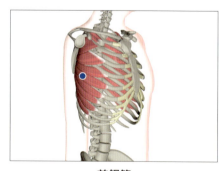

前鋸筋
→P84

手背の痛み

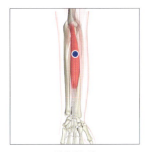
総指伸筋
→P122

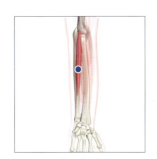
尺側手根伸筋
→P124

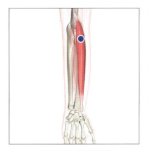
長橈側手根伸筋
→P116

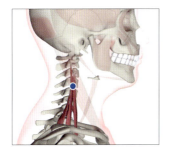
斜角筋
→P56

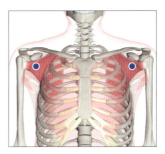
肩甲下筋
→P74

母指の痛み

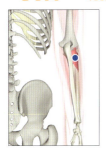
回外筋
→P120

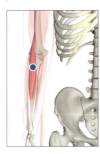
腕橈骨筋
→P100

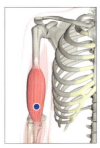
上腕筋
→P96

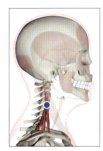
斜角筋
→P56

上腕二頭筋
じょうわんにとうきん

ポイント
- 長頭と短頭の2部で構成された上腕の長い筋肉
- 前腕の屈曲・回外、上腕の屈曲などに作用する
- 上腕二頭筋腱炎や三角筋下滑液包炎と誤診しやすい

関節の鈍痛や伸展の制限が発生

上腕二頭筋は、上腕にある長い筋肉です。起始は、長頭と呼ばれる外側の筋束が肩甲骨の関節上結節、短頭と呼ばれる内側の筋束が烏口突起。停止はどちらも、橈骨粗面です。作用は、肘関節で前腕の屈曲、橈尺関節で前腕の回外、肩関節で上腕の屈曲。さらに長頭は肩関節で上腕の外転、短頭は肩関節で上腕の内転に作用します。

原因

TPは、前腕を橈尺関節で回外させながら重いものを持ち上げる動作を長時間続けるなど、急性的・慢性的な筋肉の酷使によって引き起こされます。棘下筋や鎖骨下筋の関連痛によって生じることもあります。

傾向

主な症状は、肩関節前面と肘関節外側の鈍痛、肘関節の伸展の制限。肩関節後面や棘上筋の周囲に漠然とした痛みが発生することもあります。関連するTPが、上腕筋、烏口腕筋、回外筋、上腕三頭筋、三角筋前部、棘上筋、僧帽筋上部などで発生することがあります。

注意点

三角筋、烏口腕筋、上腕筋、回外筋、大胸筋、小胸筋、鎖骨下筋、棘下筋、肩甲下筋、斜角筋群のTPにおける関連痛と誤診しないよう注意を要します。上腕二頭筋腱炎、三角筋下滑液包炎、肩峰下滑液包炎、肩甲上腕関節炎、第5頸椎の神経圧迫など、ほかの疾患と区別する必要もあります。

 試験に出る語句

橈骨粗面
橈骨体の前面上端、橈骨頭から約2cm下方の前内側方にある卵円形の隆起した部分。

烏口腕筋
烏口突起から起こり、内下方に向かって上腕骨の内側前面中部に停止する筋肉。上腕の屈曲と内転に作用する（屈曲時には上腕筋、上腕二頭筋と協調）。

キーワード

橈尺関節
上橈尺関節と下橈尺関節があり、2つが共同して前腕の回旋（回内および回外）をする。上橈尺関節は、橈骨頭の関節環状面と尺骨の橈骨切痕との間にあり、下橈尺関節は、橈骨と尺骨の下端の間にある。どちらも車軸関節。

トリガーポイント

> **トリガーポイント**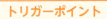

肘関節前面

> **手技**

上腕二頭筋の停止部から3横指上あたりを3秒程度垂直に圧迫する。

第4章 上腕・前腕の筋肉

上腕二頭筋

筋の位置と特徴

　2部で構成された筋肉のうち、長頭は肩甲骨の関節上結節から起こり、短頭は烏口突起から起こる。停止はどちらも、橈骨粗面。作用は、肘関節で前腕の屈曲、橈尺関節で前腕の回外、肩関節で上腕の屈曲。さらに長頭は肩関節で上腕の外転、短頭は肩関節で上腕の内転に作用する。肘関節と肩関節の両方にまたがっている二関節筋である。

上腕筋 (じょうわんきん)

- 肘関節で前腕の屈曲に作用する
- 過剰な負荷の繰り返しでTPが発生する
- 前腕を回内し重量物を挙上するとTPが発生しやすい

上腕骨の中央部と尺骨に付着

　上腕筋は、上肢に存在する扁平な筋肉です。**上腕骨体**前面の遠位2分の1から起こり、尺骨粗面および鉤状突起に停止します。作用は、肘関節を支点とした前腕の屈曲です。屈曲時には、<u>烏口腕筋</u>、上腕二頭筋と共に協調します。

　上腕筋は、前腕が回内していても回外していても、肘関節で前腕を屈曲できるのが特徴です。上腕筋は一部が表面にあり、上腕内側の遠位2分の1で触診することができます。

原因

　上腕骨のTPは、前腕を回内した状態で重いものを挙上する動作を長時間行うなど、急性的・慢性的な筋肉の酷使によって発生します。<u>肘関節を長時間屈曲</u>させた姿勢をとった場合も同様です。

傾向

　上腕筋のTPは、母指の痛み、橈骨神経の絞扼として現れる傾向があります。

　また、関連のTPが、上腕二頭筋、腕橈骨筋、回外筋、母指内転筋で発生することもあります。

注意点

　上腕筋のTP関連痛パターンは、腕橈骨筋、鎖骨下筋、長橈側手根伸筋、円回内筋、回外筋、母指内転筋、母指対立筋、斜角筋群の関連痛パターンと誤診しないよう注意を要します。上腕二頭筋腱炎、棘上筋腱炎、第5および第6頸椎の神経圧迫、手根管症候群など、ほかの疾患と区別する必要もあります。

上腕骨体
上腕骨の骨幹を形成する柱状の部分。上半は円柱状、下半は三角柱状をしており、下端は平たい形をしている。上部の外側には、大結節稜の下で大きくV字に開いた三角筋粗面がある。

キーワード

烏口腕筋
烏口腕筋は肩の前面で上腕と体幹の間にある小さな筋肉。肩甲骨烏口突起と上腕骨に付着して、上腕筋、上腕二頭筋と協調しながら上腕を動かす補助的な作用をする。

肘関節を長時間屈曲
例えば、肘関節を屈曲させた姿勢で寝るなどの状態。

トリガーポイント

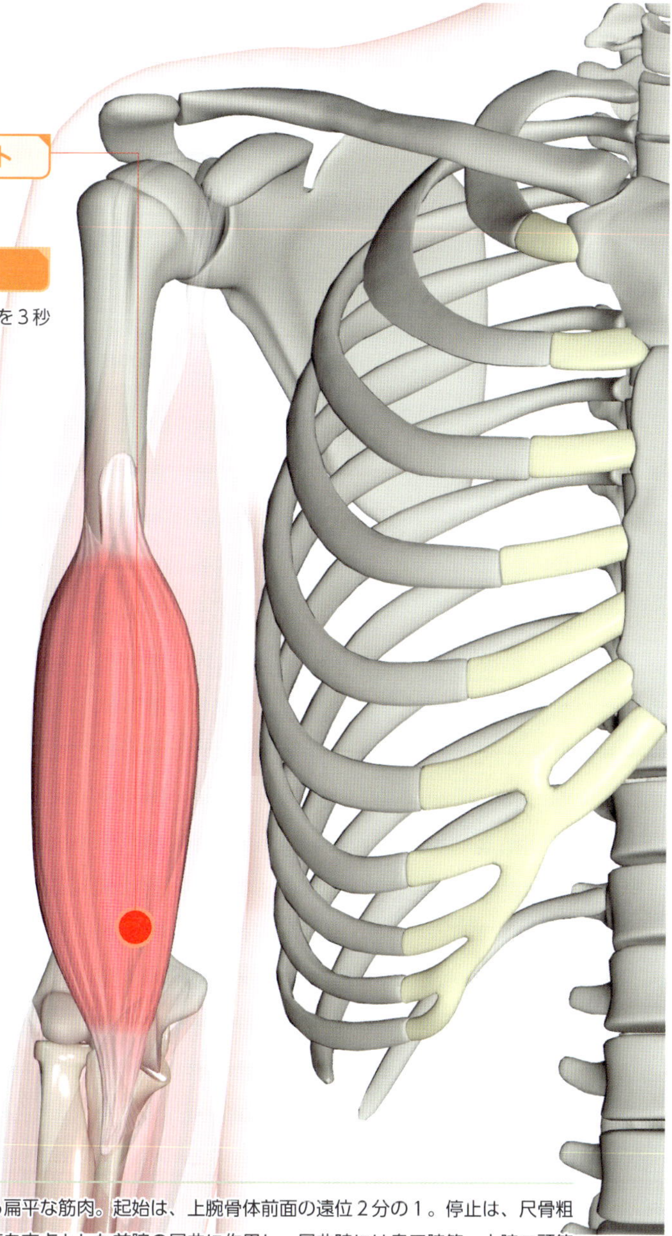

> **トリガーポイント**

肘関節周辺

> **手技**

肘関節中央からやや上部を3秒程度押圧する。

第4章　上腕・前腕の筋肉

上腕筋

筋の位置と特徴

　上腕二頭筋の深層にある扁平な筋肉。起始は、上腕骨体前面の遠位2分の1。停止は、尺骨粗面および鉤状突起。肘関節を支点とした前腕の屈曲に作用し、屈曲時には烏口腕筋、上腕二頭筋と共に協調する。前腕が回内していても回外していても、肘関節で前腕を屈曲できるのが特徴。

上腕三頭筋
（じょうわんさんとうきん）

ポイント
- 上腕伸筋群に属する筋肉
- 長頭・外側頭・内側頭の3部で構成
- TPは肘の痛みに関わっていることが多い

長頭は肩関節と肘関節にまたがる

上腕三頭筋は、上肢の筋肉のうち、上腕伸筋群に属する筋肉です。起始は、長頭が肩甲骨の関節下結節、外側頭と内側頭が上腕骨体の後面。停止は、尺骨の肘頭です。

作用は、筋肉全体では肘関節を支点とした前腕の伸展。長頭では、肩関節での上腕の内転と伸展です。

原因

腕立て伏せやテニスのバックハンドなど、肘関節の動きをともなう急性的・慢性的な筋肉の酷使によって引き起こされます。

傾向

上腕三頭筋のTPは、隣接するほかの筋肉のTPを活性化させる場合が多いのが特徴で、上腕二頭筋、上腕筋、腕橈骨筋、肘筋、回外筋、長橈側手根伸筋、広背筋、大円筋、小円筋、上後鋸筋などが関連痛領域です。これらの領域に放散痛を引き起こすほか、橈骨神経の絞扼が発生する傾向もあります。

注意点

上腕三頭筋のTPは、外側上顆炎、内側上顆炎、肘頭部滑液包炎、胸郭出口症候群、肘部管症候群、第7頸椎神経圧迫、肘関節炎など、ほかの疾患と誤診されることがあるので注意を要します。肘筋、長橈側手根伸筋、腕橈骨筋、総指伸筋、回外筋、斜角筋群、小胸筋、棘上筋、棘下筋、小円筋、大円筋、肩甲下筋、三角筋、烏口腕筋、広背筋、浅指屈筋、深指屈筋、小指外転筋、第1背側骨間筋の関連痛パターンとの区別も必要です。

試験に出る語句

上腕伸筋群
上腕三頭筋と肘筋で構成され、協調しながら肘関節を伸展する作用がある。

キーワード

上後鋸筋
菱形筋の深層に位置する薄い筋肉。肋骨を上方に引く作用がある。頸椎および胸椎の棘突起を起始とし、外側下方に向かって走り、肋骨に付着。

胸郭出口症候群
上腕や肩の運動および感覚に関係する神経、動脈などが障害を受け、肩・腕・手のしびれ、痛み、凝り、関節の制限などを自覚する症状。なで肩の女性に多くみられるのが特徴。

トリガーポイント

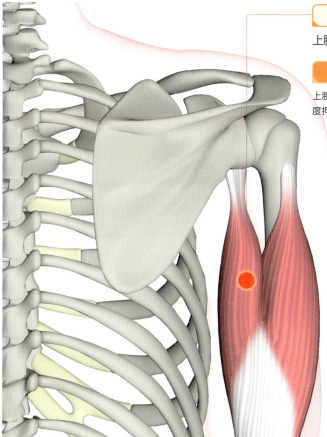

トリガーポイント
上腕後面

手技
上腕後面の中央を垂直に3秒程度押圧する。

筋の位置と特徴
長頭、外側頭、内側頭の3部で構成された、上腕伸筋群の1つ。長頭は肩甲骨の関節下結節、外側頭と内側頭は上腕骨体の後面に起始。尺骨の肘頭に停止する。肘筋と共に肘関節の伸展に大きく作用している。

第4章 上腕・前腕の筋肉

上腕三頭筋

Athletics Column
アイシングで筋肉の炎症を緩和する

アイシングは、TPの原因ともなる炎症を抑えるのに不可欠なケアです。何らかの運動を行ったあとは筋肉に熱を感じることがあり、それだけでも筋肉組織には小さな損傷や炎症が起こっている可能性があります。熱を帯びるのは、修復を促すために血液が患部に集まるためですが、これをそのままにしておくよりもアイシングを行ったほうが、余分なエネルギーの消費と炎症の広がりを抑えることができます。冷やすには、冷水につけたり、氷嚢を当てたりする方法のほか、冷湿布、コールドスプレーなどを用いるやり方もあります。アイシングを行う時間の目安は10～30分。冷やしすぎによる凍傷に注意しましょう。

上腕・前腕

腕橈骨筋
（わんとうこつきん）

ポイント
- 前腕伸筋群に属する筋肉の1つ
- 肘関節の屈曲、前腕の回内・回外を補助に作用する
- TPが発生すると前腕屈曲の筋力低下を招く

母指背側に強い痛みを発生

　腕橈骨筋は、上肢の筋肉のうち、**前腕伸筋群**に属する筋肉の1つです。起始は、上腕骨の外側顆上稜の近位3分の2。停止は、**橈骨の茎状突起橈骨面**です。

　作用は、主に肘関節を支点とした前腕の屈曲と、橈尺関節で回外する前腕の回内・回外です。前腕を縦に走る筋肉の中では、手首の動きには関与しないという特徴があります。

原因
　腕橈骨筋のTPは、前腕を回外と回内の中間の位置に持ってきた状態で重いものを挙上するなど、急性的・慢性的な筋肉の酷使によって発生します。

傾向
　腕橈骨筋のTPは、肘の痛み、母指背側の痛み、肘関節における前腕屈曲の筋力低下、前腕の伸展をともなう回内の制限となって現れる傾向があります。また、関連TPが長橈側手根伸筋、短橈側手根伸筋、総指伸筋、小指伸筋、回外筋、上腕三頭筋で発生することもあります。

注意点
　腕橈骨筋TPの関連痛パターンは、回外筋、長橈側手根伸筋、短橈側手根伸筋、総指伸筋、鎖骨下筋、斜角筋群、棘上筋、烏口腕筋、上腕筋、上腕三頭筋、第1背側骨間筋の関連痛パターンと誤診しないよう注意を要します。また、外側上顆炎、第5あるいは第6頸椎の神経圧迫、**ドケルバン**の**狭窄性腱鞘炎**など、ほかの疾患との誤診にも注意する必要があります。

試験に出る語句

前腕伸筋群
浅筋層に腕橈骨筋・長橈側手根伸筋・短橈側手根伸筋・総指伸筋・小指伸筋・尺側手根伸筋、深筋層に回外筋・長母指外転筋・長母指伸筋・短母指伸筋・示指伸筋がある。

キーワード

橈骨茎状突起
橈骨の下端部外側面で、下方に伸びているのが橈骨茎状突起。

狭窄性腱鞘炎
狭窄性腱鞘炎は、手首から親指の付け根の周辺に生じる炎症のこと。親指の使いすぎにより、腱や腱鞘に負荷がかかることが原因。とくに妊娠出産期や更年期の女性に多く生じ、指をよく使う仕事に就いている人やスポーツ選手にも多いのが特徴。狭窄性腱鞘炎は、1985年にスイスの外科医、フリッツ・ド・ケルバンによって報告されたことから、別名「ドケルバン病」とも呼ばれる。

トリガーポイント

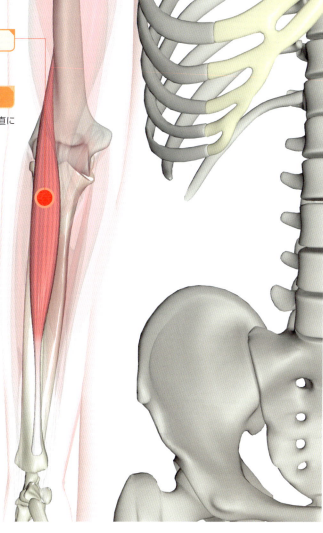

> **トリガーポイント**
>
> 外側上顆の下方

> **手技**
>
> 外側上顆から3横指下を垂直に3秒程押圧する。

第4章 上腕・前腕の筋肉

腕橈骨筋

筋の位置と特徴

前腕前面の外側（親指側）に位置し、橈骨神経に支配される唯一の屈曲筋。上腕骨の外側顆上稜の近位3分の2から起こり、橈骨の茎状突起橈骨面に停止する。作用は、肘関節を支点とした前腕の屈曲と、橈尺関節での回内・回外。手首の動きには関与しない。

上腕・前腕

円回内筋
えんかいないきん

ポイント
- 前腕屈筋群に属する筋肉の1つ
- 前腕の回内と屈曲に作用する
- TPは正中神経を絞扼する

遠位端は腕橈骨筋の深部を走行

　円回内筋は、上肢の筋肉のうち、前腕屈筋群に属する筋肉です。起始は、**上腕骨の内側上顆**、**上腕骨の内側顆上稜**、**尺骨鈎状突起**の3か所。停止は、橈骨外側の中間3分の1です。

　作用は、橈尺関節における前腕の回内と、肘関節における前腕の屈曲の補助です。円回内筋の筋腹は表面にあり、触診は比較的容易ですが、**遠位端は腕橈骨筋の深部を走行**しているため、これを触診するには**腕橈骨筋を緩ませる**などの工夫が必要です。

原因

　円回内筋のTPは、ゴルフのスイングやテニスのフォアハンドストローク、ストックを操ってのスキーなど、肘関節を使った前腕の回内をともなう急性的・慢性的な筋肉の酷使によって発生します。

傾向

　円回内筋のTPが、円回内筋の支配神経である正中神経を絞扼することがあります。

　関連痛パターンは、上腕二頭筋、上腕筋、方形回内筋で発生する例が多くみられます。

注意点

　内側上顆炎、胸郭出口症候群、手根管症候群、**手関節機能不全**など、ほかの疾患と誤って診断されることがあります。橈側手根屈筋、上腕筋、肩甲下筋、棘上筋、棘下筋、鎖骨下筋、斜角筋群、母指内転筋のTPの関連痛パターンとの区別にも注意を必要とします。

試験に出る語句

上腕骨内側上顆
上腕骨の下端で、内側の張り出した部位が内側上顆。ここに肘や手首の関節を曲げる屈筋が付着している。

上腕骨内側顆上稜
上腕骨の内側縁下端における、角張った部分。内側上顆と連なっている。

尺骨鈎状突起
尺骨の滑車切痕の下端にある鈎状の突起。前方に突き出て、三角の形状をしている。

メモ

円回内筋遠位端の触診
円回内筋は、肘関節を他動的に屈曲し、緩ませた腕橈骨筋を外側に押すことでその深部（橈骨の円回内筋付着部）での触知が可能となる。

トリガーポイント

トリガーポイント

内側上顆周辺

手技

肘窩中央から3横指下を垂直に3秒程度押圧する。

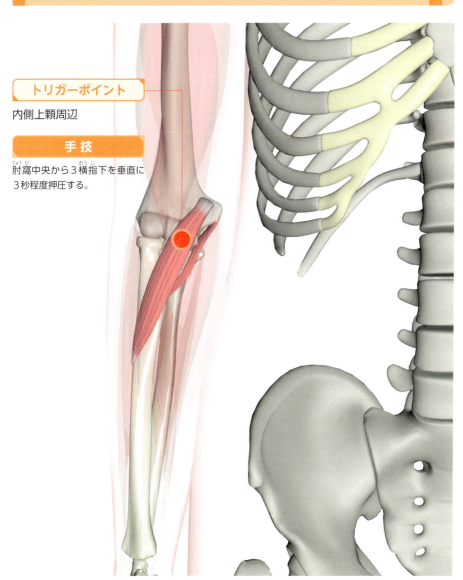

第4章 上腕・前腕の筋肉

円回内筋

筋の位置と特徴

　前腕上部の前内側に位置する筋肉。上腕骨の内側上顆、上腕骨の内側顆上稜、尺骨鉤状突起の3か所から起こり、橈骨外側の中間3分の1で停止。橈尺関節における前腕の回内と、肘関節における前腕の屈曲に作用する。筋腹は表面にあるが、遠位端は腕橈骨筋の深部を走行している。

橈側手根屈筋

ポイント
- 手関節屈筋群に属する前腕の筋肉
- 手関節の橈屈（外転）に作用する
- 手首の酷使がTPを引き起こす

手関節屈筋群全体で手関節の屈曲に作用

　橈側手根屈筋は、尺側手根屈筋、長掌筋を加えた3つの筋肉で、手関節屈筋群を構成しています。起始は、上腕骨の内側上顆。停止は、第2および第3中手骨底の手掌面橈側です。作用は、手関節屈筋群全体では手関節の屈曲（掌握）。橈側手根屈筋単独では、手関節を橈屈（外転）させる働きがあります。

原因

　橈側手根屈筋のTPは、ラケットスポーツなど手首に負担のかかる運動で筋肉を酷使したり、前腕、手首、手に外傷を負ったりした場合に発生します。また、小胸筋、上腕三頭筋、広背筋、上後鋸筋のTPによって引き起こされることもあります。

傾向

　橈側手根屈筋のTPが発生すると、刺すような痛みを感じたり、物をつかんだときに手のひらで圧痛を感じたりします。また、関連TPが、手関節屈筋、浅指屈筋、深指屈筋で発生する例が多くみられます。

注意点

　橈側手根屈筋のTPでは、内側上顆炎、頸部椎間板の病的変化、胸郭出口症候群、手根管症候群、手関節機能不全、尺骨神経の圧迫など、ほかの症状と誤って診断しないよう注意する必要があります。また、円回内筋、鎖骨下筋、肩甲下筋、棘下筋、広背筋、上腕筋、母指対立筋のTPと区別するほか、手関節屈筋群の中でもそれぞれの関連痛パターンを区別する必要があります。

試験に出る語句

手関節屈筋群
橈側手根屈筋、尺側手根屈筋、長掌筋で構成された筋群。これら全体で手関節の屈曲に作用する。

キーワード

尺骨神経
尺骨の傍を走る神経組織。人体において、骨や筋肉などに守られていない最も大きな神経であり、そのため外部からの力が加わり、損傷しやすい。短母指屈筋（正中神経と尺骨神経の二重神経支配）、母指内転筋、小指外転筋、短小指屈筋、小指対立筋、短掌筋、深指屈筋（正中神経と尺骨神経の二重神経支配）、虫様筋（正中神経と尺骨神経の二重神経支配）、尺側手根屈筋、背側骨間筋、掌側骨間筋がこの神経の支配を受けている。

メモ

頸部椎間板障害
頸部椎間板障害の症状の多くは手のしびれ。第6頸髄神経根の刺激症状では第1指と第2指のしびれがまず起こり、しびれが強まると前腕にも広がっていく。第7頸髄神経根の刺激では第3指が、第8頸髄神経根の刺激では第4指、第5指にしびれが発生する。

トリガーポイント

トリガーポイント

内側上顆の下方

手技

内側上顆の5横指下を垂直方向へ3秒程度押圧する。

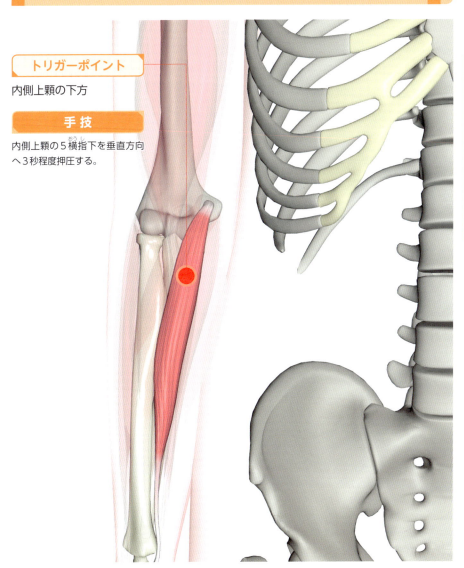

第4章 上腕・前腕の筋肉

橈側手根屈筋

筋の位置と特徴

　長掌筋、尺側手根屈筋と手関節屈筋群を構成する上肢の筋肉。起始は、上腕骨の内側上顆。停止は、第2および第3中手骨底の手掌面橈側。手関節による手の屈曲・橈屈に作用する。手関節屈筋群の中では、尺骨手根屈筋の遠位腱よりも橈側手根屈筋の遠位腱のほうが、長掌筋の遠位腱に近い。

上腕・前腕

長掌筋
ちょうしょうきん

ポイント
- 橈側手根屈筋、尺側手根屈筋と手関節屈筋群を構成
- 手関節による手の屈曲に作用する
- TPが発生すると刺すような痛みを感じる

手首に負担のかかる動きがTPを引き起こす

　長掌筋は、橈側手根屈筋、尺側手根屈筋と共に手関節屈筋群を構成する筋肉です。この筋肉は、すべての人にかならず存在するとはかぎらず、なかには欠損している人もいます。起始は、上腕骨の内側上顆と、尺骨の近位3分の2。停止は、手掌の手掌腱膜。作用は、手関節による手の屈曲と、手掌筋膜の緊張です。

原因

　長掌筋のTPは、ほかの手関節屈筋と同様、ラケットスポーツなど手首に負担のかかる運動で筋肉を酷使したり、前腕、手首、手に外傷を負ったりした場合に発生します。また、小胸筋、上腕三頭筋、広背筋、上後鋸筋のTPによって引き起こされることもあります。

傾向

　長掌筋のTPが発生すると、刺すような痛みを感じたり、物をつかんだときに手のひらで圧痛を感じたりします。また、関連するTPが、手関節屈筋、浅指屈筋、深指屈筋で発生する例が多くみられます。

注意点

　長掌筋のTPでは、内側上顆炎、頸部椎間板の病的変化、胸郭出口症候群、手根管症候群、手関節機能障害、尺骨神経の圧迫など、ほかの症状と誤って診断しないよう注意する必要があります。また、円回内筋、鎖骨下筋、肩甲下筋、棘下筋、広背筋、上腕筋、母指対立筋のTPと区別するほか、手関節屈筋群の中でもそれぞれの関連痛パターンを区別する必要があります。

キーワード

手関節機能障害
手関節機能障害は、関節の破壊や強直、関節と関係する軟部組織の変化による関節の可動域制限、神経の麻痺による関節運動の制限、骨折や脱臼などによる「動揺関節」などを主な類型として挙げることができる。

メモ

長掌筋の欠損
長掌筋を、手関節屈筋群の一部と捉えることができるが、人口の約13％は長掌筋が存在しないとされ、かならずしも手関節の屈曲に不可欠の筋肉というわけではない。手関節での屈曲はほかの筋肉に対する補助的なものである。

長掌筋の作用
長掌筋が存在する場合は主に、小さな物を握ったり、手のひらで水をすくうため器状にしたりする運動機能に関与する。

長掌筋の触知
長掌筋は、手をカップ形に窪ませると、手首内側で目視と触知が可能となる。第1指と第5指をつけて手首を曲げると長掌筋の腱が浮き出る。

トリガーポイント

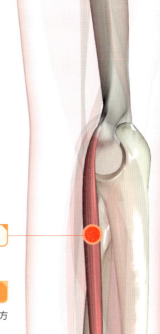

第4章 上腕・前腕の筋肉

長掌筋

トリガーポイント

内側上顆の下方

手技

内側上顆から3横指下を垂直方向へ3秒程度押圧する。

筋の位置と特徴

橈側手根屈筋、尺側手根屈筋と共に手関節屈筋群を構成し、3つの筋の中央に位置する。起始は、上腕骨の内側上顆と、尺骨の近位3分の2。停止は、手掌の手掌腱膜。手関節による手の屈曲に作用する。

浅指屈筋
せんしくっきん

ポイント
- 前腕屈筋群に属する筋肉
- 第2～第5指の屈曲、手の屈曲、前腕の屈曲に作用
- 物を強く握る動作でTPが発生しやすい

指先に刺すような痛みを発生

浅指屈筋は、前腕屈筋群に属する筋肉です。起始は、上腕骨の内側上顆と尺骨鈎状突起、橈骨体の前面近位2分の1。停止は、第2指から第5指の中節骨の前面です。

作用は、第2～第5指の中手指節関節および近位の指節間関節第2指から第5指の屈曲。手関節では手の屈曲。肘関節では前腕の屈曲です。

原因

浅指屈筋のTPは、指を使って強く物を握るなど、急性的・慢性的な筋肉の酷使によって引き起こされます。

傾向

浅指屈筋のTPは、多くの場合、屈曲する指の前面全体に加え、指先の刺すような痛みや、正中神経および尺骨神経の絞扼を引き起こします。また、指関節や手関節の伸展の制限が発生することもあります。

関連TPが、橈側手根屈筋、尺側手根屈筋、小胸筋、斜角筋群で発生する場合も多くみられます。

注意点

浅指屈筋のTPでは、頸部椎間板の障害、胸郭出口症候群、手根管症候群、円回内筋症候群、中手指節関節の障害、指節間関節の障害など、ほかの疾患と誤って診断しないよう注意を要します。また、浅指屈筋のTPは、上腕三頭筋、鎖骨下筋、小胸筋、広背筋、第1背側骨間筋の各TPの関連痛パターンと区別する必要もあります。

 試験に出る語句

中手指節関節
中手骨頭と基節骨底との間の関節。関節腔は各指で独立し、指の屈曲、伸展、内転、外転を行う。MP関節またはMCP関節とも呼ばれる。

指節間関節
指節の骨の間にある蝶番関節で、IP関節とも呼ばれる。指の屈伸に作用する。母指にはIP関節のみが存在するが、第2～第5指では近位IP関節と遠位IP関節がある。

キーワード

胸郭出口症候群
胸郭出口とは、鎖骨と肩、頸部周囲の筋肉の隙間のことで、過労やストレスによる筋緊張や不良姿勢によって、それぞれの部位で、神経と血管が圧迫を受ける可能性がある。圧迫を起こす部位により、手指のしびれ、冷感などが生じる。なで肩の女性、肩こりをしやすい人、長時間のデスクワーク業務で発生しやすい。

メモ

浅指屈筋のTP発生
例えば、長時間にわたってテニスやゴルフ、スキー競技を行う、ドライバーなどの工具を強く握る、といった状況が挙げられる。

トリガーポイント

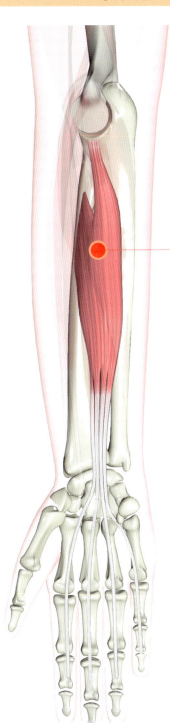

> **トリガーポイント**
>
> 前腕前面中央から、やや上方

> **手技**
>
> 前腕前面の中央から、やや上方を垂直に3秒程度押圧する。

筋の位置と特徴

　深指屈筋と共に第2〜第5指（人差し指から小指）の屈曲に関与する筋肉。長掌筋、橈側手根屈筋、尺側手根屈筋の深層部に位置する。起始は、上腕骨の内側上顆と尺骨鉤状突起、橈骨体の前面近位2分の1。停止は、第2指から第5指の中節骨の前面。

第4章　上腕・前腕の筋肉

浅指屈筋

深指屈筋(しんしくっきん)

- 前腕屈筋群(ぜんわんくっきん)に属する筋肉
- 第2～第5指の屈曲、手の屈曲に作用する
- TPが発生すると指先に刺すような痛みを感じる

指関節の伸展に制限が発生

深指屈筋は、前腕屈筋群に属する筋肉です。起始は、尺骨(こつ)前面の近位(きんい)2分の1。停止は、第2指から第5指の末節骨(まっせつこつ)の前面です。

作用は、第2指から第5指の中手指節関節(ちゅうしゅしせつ)および近位・遠位(えんい)の指節間関節(しせつかん)の屈曲。手関節では手の屈曲です。

原因

深指屈筋のTPは、指を使って強く物を握るなど、急性的・慢性的な筋肉の酷使によって引き起こされます。

傾向

深指屈筋のTPは、浅指屈筋のTPと同じ傾向を持っています。したがって多くの場合、屈曲する指の前面全体に加え、指先の刺すような痛みや、正中神経(せいちゅう)および尺骨神経の絞扼(こうやく)となって現れます。

また、指関節や手関節の伸展の制限が発生することもあります。

関連TPが、橈側手根屈筋(とうそくしゅこんくっきん)、尺側手根屈筋(しゃくそくしゅこんくっきん)、小胸筋(しょうきょうきん)、斜角筋群(しゃかくきんぐん)で発生する場合も多くみられます。

注意点

深指屈筋のTPでは、頸部椎間板(けいぶついかんばん)の病的変化、胸郭出口症候群(きょうかくでぐち)、手根管症候群(しゅこんかん)、円回内筋症候群(えんかいないきん)、中手指節関節(ちゅうしゅしせつ)の障害、指節間関節の障害など、ほかの疾患と誤って診断しないよう注意を要します。

また、深指屈筋のTPは、上腕三頭筋(じょうわんさんとうきん)、鎖骨下筋(さこつかきん)、小胸筋、広背筋(こうはいきん)、第1背側骨間筋(はいそくこつかんきん)の各TPの関連痛と区別する必要もあります。

手根管症候群

手根管には指先の感覚や手の運動で重要な役割を担う正中神経(しゃく)が通り、この神経が障害されると、しびれや痛みなどの症状を引き起こす。正中神経が支配しているのは小指を除く指のため、とくに中指の先にしびれが現れる。手根管症候群の治療には、保存的な治療と手術があり、保存的な治療では装具による手首の固定が基本。

円回内筋症候群

正中神経が円回内筋部で絞扼されて生じる神経麻痺の症状。外傷などの原因により神経の働きが阻害されると、主に母指と示指の屈曲が制限され、知覚障害も発生する。治療は患部の安静だが、それでも症状が軽減しなければ手術による治療を行う。

キーワード

第1背側骨間筋

第1～第4背側骨間筋の4つの筋のうち、第1中手骨から起こり、第2指の基節骨底(はいせつ)の橈側および示指の指背腱膜(けんまく)に停止する筋肉。尺骨神経の支配を受け、第2指の中手指節関節での屈曲、近位・遠位指節間関節での伸展・外転に作用する。

トリガーポイント

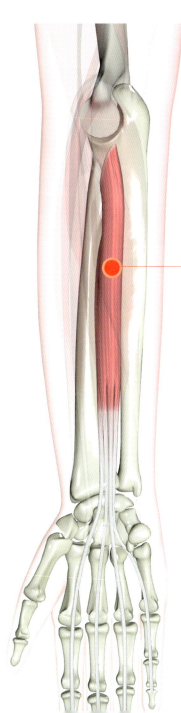

第4章 上腕・前腕の筋肉

深指屈筋

トリガーポイント

前腕前面中央付近

手技

前腕前面の内側中央を垂直方向に3秒程度押圧する。

筋の位置と特徴

前腕部の手掌側、浅指屈筋の深部に位置する太く強力な筋肉。起始は、尺骨前面の近位2分の1。停止は、第2指から第5指（人差し指から小指）の末節骨の前面。第2指から第5指の中手節関節および近位・遠位の指節間関節の屈曲、手関節では手の屈曲に作用する。

上腕・前腕

尺側手根屈筋

ポイント
- 橈側手根屈筋や長掌筋と共に手関節屈筋群を構成する
- 手の屈曲と尺屈に作用する
- 手首に負担のかかる運動でTPが発生しやすい

物をつかむと手のひらに圧痛をともなうTP

　尺側手根屈筋は、橈側手根屈筋、長掌筋を加えた3つの筋肉で、手関節屈筋群を構成しています。

　起始は、上腕骨の内側上顆と、尺骨の近位3分の2。停止は、第5中手骨底、豆状骨、有鉤骨鉤の手掌面尺側です。

　作用は、手関節による手の屈曲と尺屈です。手関節での手の尺屈に抵抗を加えることで、ほかの手関節屈筋と区別ができます。

原因

　尺側手根屈筋のTPは、ラケットスポーツなど手首に負担のかかる運動で筋肉を酷使したり、前腕、手首、手に外傷を負ったりした場合に発生します。

　また、小胸筋、上腕三頭筋、広背筋、上後鋸筋のTPによって引き起こされることもあります。

傾向

　尺骨手根屈筋のTPが発生すると、刺すような痛みを感じたり、物をつかんだときに手のひらで圧痛を感じたりします。また、関連TPが、ほかの手関節屈筋、浅指屈筋、深指屈筋で発生する例が多くみられます。

注意点

　内側上顆炎、頸部椎間板の病的変化、胸郭出口症候群、手根管症候群、手関節機能障害、尺骨神経の圧迫など、ほかの症状と誤って診断しないよう注意する必要があります。

　円回内筋、鎖骨下筋、肩甲下筋、棘下筋、広背筋、上腕筋、母指対立筋のTPと区別するほか、手関節屈筋群の中でもそれぞれの関連痛パターンを区別する必要もあります。

 試験に出る語句

第5中手骨底

ヒトの中手骨は、左右の手根骨の遠位に細長い管状骨として5本ずつ存在する。橈側から尺側へ向けて第1〜第5指と対応しており、指骨より長いのが特徴。そのうちいちばん尺側にある第5中手骨は、すべての手指の中で最も細い骨でもある。中手骨底は中手骨の中の近位端を指し、遠位端は中手骨頭、骨幹部は中手骨体と呼ばれる。中手骨底は中手骨の近位端で太く、手根骨と手根中央（CM）関節を形成している。

豆状骨

ヒトの豆状骨は、左右の手に1個ずつ存在し、月状骨、三角骨、舟状骨と共に近位手根骨を構成する短骨の1つ。三角骨と関節を形成し、小指外転筋が起始、尺側手根屈筋が停止する。

有鉤骨鉤

有鉤骨は、左右の手に1個ずつ存在し大菱形骨、小菱形骨、有頭骨と共に遠位手根骨を構成する短骨。有鉤骨鉤は、有鉤骨掌側面の内側端から掌側に突出する。有鉤骨鉤と豆状骨の間の管状の部分をギオン管といい、尺骨神経が通る。

トリガーポイント

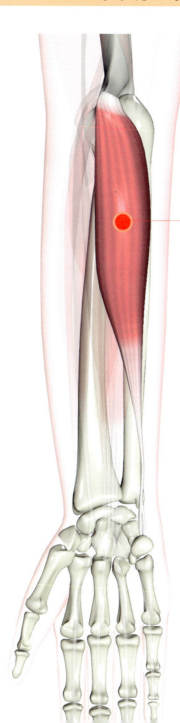

トリガーポイント

前腕上方の3分の1

手技

前腕上方の3分の1の位置を3秒程度押圧する。

筋の位置と特徴

　前腕屈曲群の中では最も内側（小指側）にある表層の筋肉。起始は、上腕骨の内側上顆と、尺骨の近位3分の2。停止は、第5中手骨底、豆状骨、有鈎骨鈎の手掌面尺側。手関節による手の屈曲と尺屈に作用する。

第4章 上腕・前腕の筋肉

尺側手根屈筋

上腕・前腕

肘筋
ちゅうきん

ポイント
- 肘関節部分の表面にある小さな筋肉
- 上腕三頭筋の補助筋で肘関節包の緊張にも関与
- TPの関連痛は上腕骨の外側上顆に限局

肘表面にあるため触診は比較的容易

　肘筋は、肘関節部分の表面にある小さな筋肉。支配神経は腕神経叢の後神経束の枝である橈骨神経です。

　起始は、上腕骨の外側上顆後面上方。停止は、尺骨後面の肘頭です。作用は、肘関節での前腕の伸展です。ただし、その作用は弱く、主に上腕三頭筋の補助として働いています。

　また、肘関節包の緊張にも関与しており、肘関節伸展時に肘頭窩に巻き込まれるのを防ぐ役割を果たします。

原因

　肘筋のTPは、急性的・慢性的な筋肉の酷使によって引き起こされます。例えば、テニスや鉄棒などの肘関節を使うスポーツや、マニュアルトランスミッション式のギアチェンジを行うクルマの長時間運転、松葉杖を突いての歩行などが、これに当たります。

傾向

　肘筋のTPの関連痛は、上腕骨の外側上顆に限局します。肘筋は小さな筋肉ですが、表面にあるため前腕近位の後面を触診すれば容易に探し当てることができます。

注意点

　肘筋のTPは、しばしばテニス肘と誤って診断されることがあります。湿布しても改善がみられなかったり、すぐに再発したりする場合は、肘筋のTPが考えられます。ただし、肘筋と同様にテニス肘と誤診しやすい長橈側手根伸筋、短橈側手根伸筋、示指伸筋、総指伸筋の各TPの関連痛の可能性を同時に検討する必要もあります。

キーワード

肘関節包
関節包は滑膜関節を包む2層の構造。外層の線維層は白色の線維組織で関節包靱帯と呼ばれる。内層の滑膜は粘性の高い関節液を分泌している。

肘頭窩
肘を伸ばしたときに尺骨の肘頭がはまりこむ部位のこと。上腕骨の下端部の後面、滑車のすぐ上方に長径3cm弱ほどの楕円形に深いくぼみとして存在する。

メモ

テニス肘
肘の外側に痛みが発現するテニス肘の正式名称は「上腕骨外側上顆炎」という。指や手の関節を伸ばす筋肉には、長橈側手根伸筋、短橈側手根伸筋、総指伸筋などがあり、これらは上腕骨の一部である外側上顆に付着。物を持ち上げたり、手をひねったりする動作を繰り返すと、この部位に慢性的な炎症が引き起こされ、上腕骨外側上顆炎が発症する。ただし、実際には、雑巾をしぼるなどの家事でもテニスと同様の動作が行われるため、テニスの経験がまったくない場合でも発症する可能性はある。

トリガーポイント

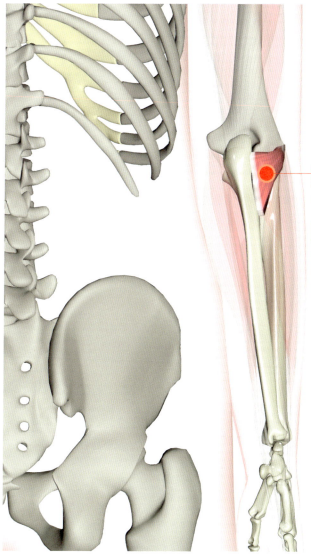

トリガーポイント
肘中央付近

手技
外側上顆のやや下方を垂直方向に3秒程度押圧する。

第4章 上腕・前腕の筋肉　肘筋

筋の位置と特徴

　肘関節部分の表面に存在する小さな筋肉。上腕骨と尺骨に付着し、上腕三頭筋と共に肘関節を伸展する作用がある。支配神経は腕神経叢の後神経束の枝である橈骨神経。

上腕・前腕

長橈側手根伸筋
ちょうとうそくしゅこんしんきん

ポイント
- 手関節伸筋群に属する前腕の筋肉
- 手の橈屈（外転）、伸展、前腕の屈曲に作用する
- 物を強く握る動作でTPが発生しやすい

TPの発生で握力の低下や疼痛を引き起こす

　長橈側手根伸筋は、前腕伸筋群のうちの、**手関節伸筋群に属する筋肉**。起始は、上腕骨で外側顆上稜の遠位3分の1。停止は、第2中手骨底の後面橈側です。**長橈側手根伸筋と腕橈骨筋の境界**は、手の橈屈と肘関節での前腕の屈曲を行うことで区別できます。

　作用は、手関節を支点とする手の橈屈（外転）・伸展と、肘関節を支点とする前腕の屈曲です。

原因

　長橈側手根伸筋のTPは、物を強く握る動作を長時間または何度も行うなど、急性的・慢性的な筋肉の酷使で発生します。**斜角筋群**や棘上筋のTPの影響で引き起こされる例もみられます。

傾向

　長橈側手根伸筋でTPが発生すると、握力の低下や、物を握った際の疼痛、手関節での手の屈曲制限、橈骨神経の絞扼などの症状が現れます。関連のTPが、腕橈骨筋、総指伸筋、回外筋、斜角筋群、棘上筋等に発生することもあります。

注意点

　長橈側手根伸筋のTPの関連痛パターンは、腕橈骨筋、総指伸筋、示指伸筋、回外筋、上腕三頭筋、鎖骨下筋、斜角筋群、棘上筋、烏口腕筋、上腕筋、広背筋、母指内転筋、第1背側骨間筋の各TP関連痛パターンと誤診しないよう注意。外側上顆炎や手根管症候群など、ほかの疾患との区別にも注意を要します。

試験に出る語句

手関節伸筋群
長橈側手根伸筋、短橈側手根伸筋、尺側手根伸筋で構成された筋群。全体として手関節の伸展に作用している。

キーワード

斜角筋群
前斜角筋、中斜角筋、後斜角筋で構成される筋群。第2～第7頸椎の横突起から起こり、肋骨に停止する。支配神経は頸神経叢と腕神経叢。筋群全体が収縮すると頭部を同側に側屈させる作用があるほか、肋骨に付着しているため呼吸の補助にも作用する。

メモ

長橈側手根伸筋と腕橈骨筋の境界
長橈側手根伸筋と腕橈骨筋の境界を触知するには、手関節での手の橈屈と肘関節での前腕の屈曲を交互に行うとよい。これにより、長橈側手根伸筋は手の橈屈で収縮し、腕橈骨筋は前腕の屈曲で収縮するのが確認できる。

トリガーポイント

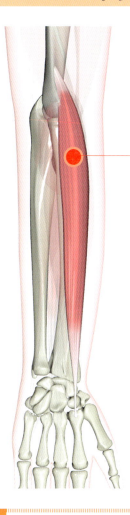

トリガーポイント

外側上顆3横指下

手技

外側上顆3横指下の腕橈骨筋外側付近を垂直に3秒程度押圧する。

筋の位置と特徴

手関節伸筋群に属する筋肉。上腕骨で外側顆上稜の遠位3分の1に起こり、第2中手骨底の後面橈側に停止する。腕橈骨筋との境界は、手の橈屈と肘関節での前腕の屈曲を行うことで区別できる。

第4章 上腕・前腕の筋肉

長橈側手根伸筋

COLUMN　TP治療のあとはテーピングで筋をリラックス

　TP治療を行ったあとに、筋肉をリラックスさせ、リンパの流れを促進するのにはテーピングも有効です。用意するのは、健康な筋肉と同じ程度の伸縮性があるキネシオテープ。これを、TPの原因となる筋肉に沿って、負荷が感じられない位置に貼ります。低下した筋肉を補助し、テープの力で皮膚を外側に引っ張ることによって、筋肉から余分な力を取り除き、皮下と筋肉の間にできた隙間をリンパ液や血液が継続的に流れやすくなります。

短橈側手根伸筋

ポイント
- 手関節伸筋群に属する前腕の筋肉
- 手の橈屈（外転）、伸展、前腕の屈曲に作用する
- TPは握力の低下や手の屈曲制限を引き起こす

物を強く握ると痛みが発生

短橈側手根伸筋は、前腕伸筋群のうちの、手関節伸筋群に属する筋肉。起始は、上腕骨の外側上顆。停止は、第3中手骨底の後面橈側です。短橈側手根伸筋のすぐ前方には、総指伸筋が位置します。支配神経は腕神経叢の後神経束の枝である橈骨神経です。

作用は、手関節を支点とする手の橈屈（外転）・伸展と、肘関節を支点とする前腕の屈曲です。

原因

短橈側手根伸筋のTPは、物を強く握る動作を長時間または何度も行うなど、急性的・慢性的な筋肉の酷使によって発生します。斜角筋群や棘上筋のTPの影響で引き起こされる例も多くみられます。

傾向

短橈側手根伸筋にTPが発生すると、握力の低下や、物を握った際の疼痛、手関節での手の屈曲制限、橈骨神経の絞扼などの症状が現れます。関連TPが、腕橈骨筋、総指伸筋、回外筋、斜角筋群、棘上筋等に発生することもあります。

注意点

短橈側手根伸筋のTPの関連痛パターンは、腕橈骨筋、総指伸筋、示指伸筋、回外筋、上腕三頭筋、鎖骨下筋、斜角筋群、棘上筋、烏口腕筋、上腕、広背筋、母指内転筋、第1背側骨間筋の関連痛パターンと誤診しないよう注意。外側上顆炎や手根管症候群など、ほかの疾患との区別にも注意を要します。

試験に出る語句

橈骨神経
腕神経叢（脊髄神経から分岐し頭・首・鎖骨・上腕・前腕・手におよぶ神経叢）に由来する径の大きな神経。上腕部では上腕内側の橈骨神経溝、前腕部では橈骨に沿って外側を走行。後上腕皮神経、下外側上腕皮神経、後前腕皮神経、後骨間神経、背側指神経に分枝する。

キーワード

示指伸筋
尺骨後下部および前腕骨間膜から起こり、第2指指背腱膜に停止する筋肉。示指の伸展、手関節の背屈に作用する。

メモ

短橈側手根伸筋と総指伸筋の境目の識別
短橈側手根伸筋が手関節での手の橈屈により収縮するのに対し、総指伸筋は指の伸展により収縮。したがって、それぞれの動作を交互に行うことで筋を特定できる。

トリガーポイント

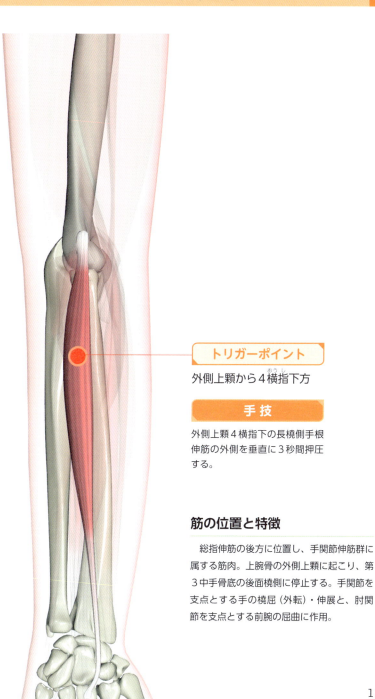

第4章 上腕・前腕の筋肉

短橈側手根伸筋

トリガーポイント
外側上顆から4横指下方

手技
外側上顆4横指下の長橈側手根伸筋の外側を垂直に3秒間押圧する。

筋の位置と特徴

　総指伸筋の後方に位置し、手関節伸筋群に属する筋肉。上腕骨の外側上顆に起こり、第3中手骨底の後面橈側に停止する。手関節を支点とする手の橈屈（外転）・伸展と、肘関節を支点とする前腕の屈曲に作用。

119

回外筋
かいがいきん

ポイント
- 上腕骨、尺骨、橈骨に付着する前腕の筋肉
- 橈尺関節で前腕の回外に作用する
- TPが橈骨神経深枝の絞扼や外側上顆痛を引き起こす

TPはテニス肘と誤診されやすい

回外筋は、上腕骨の外側上顆と尺骨の上部外側面（回外筋稜）から起始し、橈骨上部を巻き込むようにして斜め下に走行。橈骨の後面・外側・前面の近位3分の1で停止する上肢の筋肉です。橈骨神経深枝が、筋の浅層と深層の間に入り込むようにして筋を貫いています。

作用は、橈尺関節を支点とした前腕の回外。円回内筋、方形回内筋とは、ちょうど反対の働きです。

原因
手回し式のドライバーやドアノブを強い力で回すなど、過度な筋肉の使用が回外筋TPの発生する原因です。

傾向
回外筋のTPは、橈骨神経深枝の絞扼や、外側上顆痛を引き起こす傾向があります。関連するTPが、上腕三頭筋、肘筋、腕橈骨筋、上腕二頭筋、上腕筋、長掌筋、長橈側手根伸筋、短橈側手根伸筋、総指伸筋、小指伸筋等で発生する可能性もあります。

注意点
回外筋のTPの関連痛パターンは、上腕二頭筋、上腕三頭筋、上腕筋、棘上筋、棘下筋、鎖骨下筋、斜角筋群、母指内転筋、第1背側骨間筋、長橈側手根伸筋、腕橈骨筋、総指伸筋等の関連痛パターンと誤って診断しないよう注意する必要があります。

また、外側上顆炎、第5～第6頸椎の神経圧迫、ドケルバンの狭窄性腱鞘炎、テニス肘との区別にも注意を要します。

キーワード

橈骨神経深枝
橈骨神経からは、後上腕皮神経・下外側上腕皮神経・後前腕皮神経・筋枝・深枝・浅枝の各枝が出ている。そのうち深枝は、回外筋および前腕後側の伸筋群を支配する。

小指伸筋
上腕骨外側上顆から起こり、第5指背腱膜で停止する筋肉。小指の伸展および外転に作用する。

母指内転筋
母指球筋に属する筋肉の1つ。横頭は第3中手骨掌面、斜頭は有頭骨および第2～第3中手骨底掌側から起こり、両頭が合流しながら、第1中手骨頭尺側種子骨および母指基節骨底で停止する。母指の内転に作用する。

メモ

円回内筋、方形回内筋
いずれも回外筋の拮抗筋。例えば、広口瓶のスクリューキャップを右手で開け閉めする場合、方形回内筋は、反時計回り（回内する・開ける方向）に力を加える。これに対して回外筋は、時計回り（回外する・閉める方向）に力を加えるときに作用する。

トリガーポイント

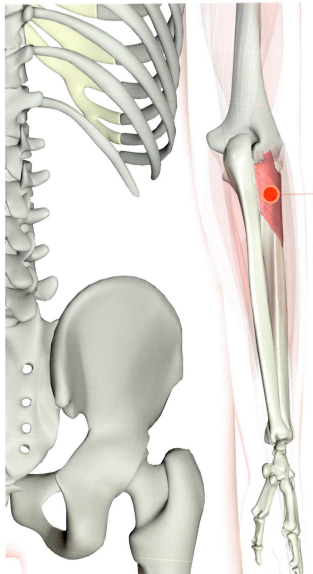

トリガーポイント
外側上顆の2横指下

手技
外側上顆の2横指下を3秒程度押圧する。

第4章 上腕・前腕の筋肉

回外筋

筋の位置と特徴

前腕で尺骨と橈骨に付着する筋肉。前腕を回外する作用があり、肘関節を屈曲する働きにも補助的に作用している。拮抗筋は円回内筋と方形回内筋。

総指伸筋（そうししんきん）

ポイント
- 手指の伸筋で最も大きな力を生み出す
- 親指以外のすべての手指に作用する唯一の筋肉
- 手指を長時間屈曲するとTPを発生しやすい

中指と薬指、外側上顆に関連痛を引き起こす

　総指伸筋は、手指の伸筋の中で最も大きな力を発揮する筋肉です。起始は、上腕骨外側上顆。停止は、第2～第5指の中関節および末節骨の後面です。

　作用は、中手指節関節と指節間関節での第2～第5指の伸展と、手関節での手の伸展、肘関節での前腕の伸展です。総指伸筋は、親指を除くすべての手指の伸展に関与する唯一の筋肉でもあります。

原因

　パソコンのキーやマウスを連続して使用するなど、過度な筋肉の使用がTPの原因となります。長時間指を屈曲した状態を維持するのも同様です。斜角筋群のTPの影響で引き起こされることもあります。

傾向

　総指伸筋のTPは、中指および薬指、外側上顆に関連痛を引き起こします。手関節の背屈制限によって、背屈時に痛みをともなうこともあります。

　関連TPは、長橈側手根伸筋、短橈側手根伸筋、回外筋、腕橈骨筋、尺側手根伸筋などで発生します。

注意点

　総指伸筋のTPと、外側上顆炎、指関節炎、第6または第7脊椎の神経圧迫、手関節の機能不全などほかの疾患と誤診しないよう注意を要します。また、示指伸筋、背側骨間筋、斜角筋群、鎖骨下筋、広背筋、烏口腕筋、上腕三頭筋の各TPの関連痛パターンとの違いも明確にする必要があります。

キーワード

末節骨
手や足にある短骨の1つ。左右の手足に5本ずつ存在し、手においては、基節骨、中節骨とで指節骨を構成している。

メモ

小指の伸筋
第5指には、総指伸筋を補助する小指伸筋も存在するが、この筋肉は生まれつき欠如している人も多い。起始と停止も総指伸筋と同じなので、小指を走行する総指伸筋との区別は難しい。

手関節の背屈制限
長橈側手根伸筋や短橈側手根伸筋、尺側手根伸筋といった筋肉の力が低下したり、何らかの障害を負ったりすると、手首を最大可動域まで自力で背屈させることができなくなる可能性がある。

トリガーポイント

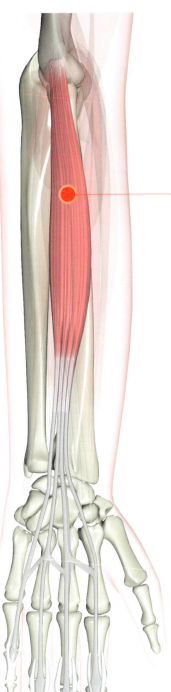

トリガーポイント
前腕後面の中央付近外側上顆かつ4〜5cm下方付近

手技
前腕後面の中央付近外側上顆かつ4〜5cm下方付近を垂直に3秒程度押圧する。

筋の位置と特徴
前腕伸筋群のうち、浅筋層にある筋肉の1つ。上腕骨外側上顆から起こり、第2〜第5指の中節骨および末節骨の後面に停止。中手指節関節と指節間関節での第2〜第5指の伸展、手関節での手の伸展、肘関節での前腕の伸展に作用し、手指の伸筋の中で最も大きな力を発揮する。

第4章 上腕・前腕の筋肉

総指伸筋

上腕・前腕

尺側手根伸筋

ポイント
- 前腕の後面内側を走行する二関節筋
- 手の伸展・尺屈、前腕の伸展に作用する
- 手首を小指側に曲げる動きでTPを発生しやすい

ほかの手根伸筋よりはTPが発生する率は低い

尺側手根伸筋は、前腕の後面内側を走行する二関節筋です。起始は、上腕骨の外側上顆と尺骨後面の中部3分の1。停止は、第5中手骨底の手後面尺側です。

作用は、手関節での手の伸展・尺屈、肘関節での前腕の伸展です。

原因

手首を尺側する（小指側に曲げる）動きを過度に、あるいは長時間行うなど、筋肉を酷使することでTPが発生します。

また、直接の外傷や、斜角筋群または上後鋸筋のTPの影響で引き起こされる場合もあります。

傾向

総指伸筋、小指伸筋、斜角筋群、上後鋸筋などで関連TPの発生する例が多くみられます。

ただし、尺側手根伸筋自体のTPは、長橈側手根伸筋や短橈側手根伸筋と比べて**TPが発生しにくい**という特徴があります。

注意点

手関節の機能障害や関節炎、手根管症候群、第7または第8頸椎の神経圧迫など、ほかの疾患と区別しにくいという特徴があります。

また、短橈側手根伸筋、示指伸筋、回外筋、斜角筋群、肩甲下筋、烏口腕筋のTPの関連痛パターンと誤って診断しないようにすることも必要です。

 試験に出る語句

二関節筋
起始と停止が2つの関節をまたぐ筋肉。肘関節と手関節をまたぐ尺側手根伸筋のほかにも、上腕二頭筋の長頭・短頭（肘関節と肩関節）、上腕三頭筋長頭（肘関節と肩関節）、大腿二頭筋長頭（股関節と膝関節）、半膜様筋（股関節と膝関節）、半腱様筋（股関節と膝関節）、腓腹筋（膝関節と足関節）、大腿直筋（股関節と膝関節）などが二関節筋として挙げられる。

メモ

TPが発生しにくい
尺側手根伸筋でTPが発生しにくいのは、長橈側手根伸筋や短橈側手根伸筋よりも筋肉への荷重がかかりにくいためである。

トリガーポイント

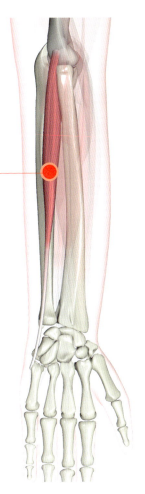

第4章 上腕・前腕の筋肉

尺側手根伸筋

トリガーポイント

前腕の尺側中央付近

手技

前腕の尺側中央付近を垂直に3秒程度押圧する。

筋の位置と特徴

　長橈側手根伸筋、短橈側手根伸筋と共に手関節伸筋群を構成する。前腕の後面内側を走行する二関節筋で、上腕骨の外側上顆と尺骨後面の中部3分の1に起こり、第5中手骨底の手後面尺側に停止。手関節での手の伸展・尺屈、肘関節での前腕の伸展に作用する。

 Athletics Column

ストレッチを行う際の注意点

　ストレッチには、TPを治療したあとの痛みの緩和や関節可動域の改善、血行を促進させて疲労からの回復を早めるなど、多くの効果があります。ただし、筋肉が損傷しているときや冷えているときに無理なストレッチを行うのは禁物です。どんな場合でも、反動をつけず、ゆっくり行うことを心がけましょう。ストレッチしたい筋肉を、緊張が感じられない位置に動かし、最低でも30秒程度は伸ばすようにします。息を吐きながらストレッチすることで、筋肉はよりリラックスします。

コラム

TP予防につながる筋力トレーニング

　TP発生の主な原因の1つが筋力の低下。つまり筋力の低下を防ぐことが新たなTPの発生を予防することにつながります。筋力を維持、あるいは今よりも高めるには筋力トレーニングが欠かせません。

　筋力トレーニング初心者は、まず等尺性運動と等張性運動の違いを覚えておきましょう。

　等尺性運動は、関節を動かさずに筋力を働かせるトレーニングです。例えば、鉄棒にぶら下がってそのまま静止するとか、腹筋運動の動きを途中で止めた体勢を維持するとかいったことが、それに相当します。これに対し等張性運動は、一定の力（抵抗）に抗して行うトレーニング。バーベルやダンベル、マシンなどの器具を使った方法のほか、ランニングやウォーキングも等張性運動に含むことができます。

　どちらの方法もトレーニングとして有効ですが、筋の持久力を高めるという目的に向いていて、関節に負担をかけないのは等尺性運動です。負荷の大きさは、関節への角度のつけ方で、角度をつければつけるほどその姿勢を保つには筋力が必要になります。TPの痛みが強い場合、活性化するおそれがあるので激しいトレーニングは避けてください。

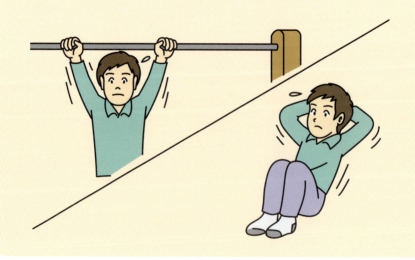

第5章
体幹・骨盤周囲の筋肉

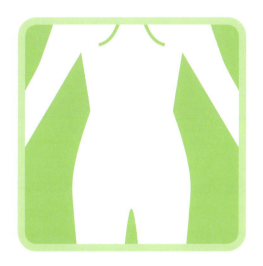

痛みとその痛みの原因と考えられる筋肉のトリガーポイント（青色丸）を紹介します。

腰背部の痛み

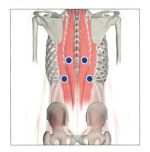
脊柱起立筋
→P140

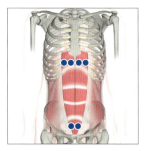
腹直筋
→P132

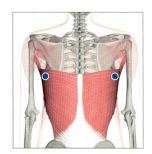
広背筋
→P76

前胸部の痛み

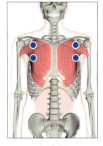
大胸筋
→P80

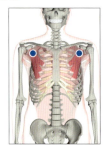
小胸筋
→P82

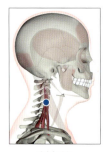
斜角筋
→P56

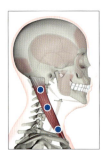
胸鎖乳突筋
→P54

側胸部の痛み

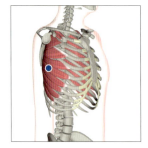
前鋸筋
→P84

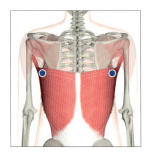
広背筋
→P76

トリガーポイントが複数ある場合は、痛みに近い位置から触診するのが基本です。

腹痛

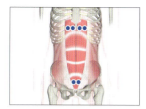
腹直筋
→P132

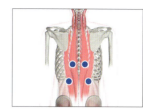
脊柱起立筋
→P140

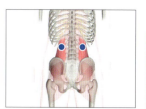
腰方形筋
→P138

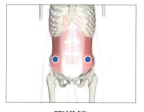
腹横筋
→P142

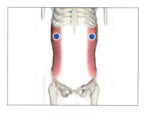
外腹斜筋
→P134

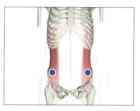
内腹斜筋
→P136

腰痛

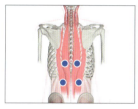
脊柱起立筋
→P140

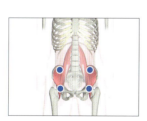
腸腰筋
→P144

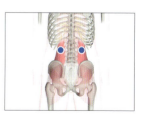
腰方形筋
→P138

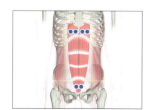
腹直筋
→P132

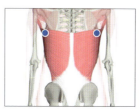
広背筋
→P76

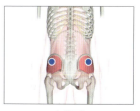
中殿筋
→P148

第5章 体幹・骨盤周囲の筋肉

仙骨部の痛み

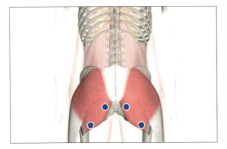

大殿筋
→P146

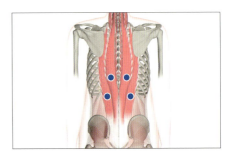

脊柱起立筋
→P140

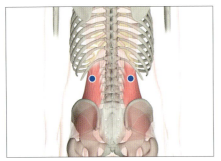

腰方形筋
→P138

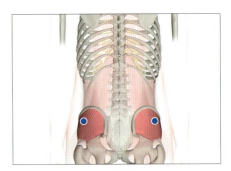

中殿筋
→P148

骨盤部の痛み

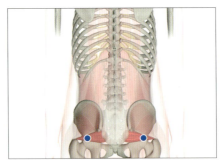

梨状筋
→P152

殿部の痛み

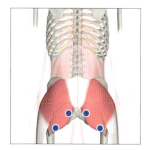
大殿筋
→P146

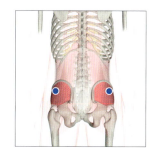
中殿筋
→P148

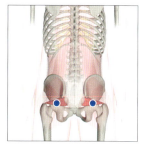
梨状筋
→P152

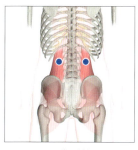
腰方形筋
→P138

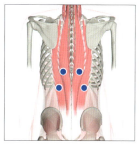
脊柱起立筋
→P140

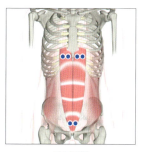
腹直筋
→P132

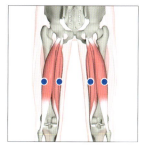
ハムストリングス
→P172

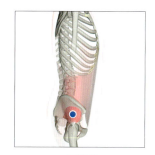
小殿筋
→P150

第5章 体幹・骨盤周囲の筋肉

腹直筋（ふくちょくきん）

体幹・骨盤

ポイント
- 3～4つの腱画（けんかく）で仕切られた前腹壁（ぜんふくへき）の平たい筋肉
- 体幹の屈曲・側屈、骨盤の後傾、呼吸（呼気）に作用する
- 過度な腹筋運動、激しい咳などがTPを引き起こす

TPが腹部不快感、腹部疝痛（せんつう）などを発生させる

　腹直筋は、前腹壁を走る平たい筋です。起始は、**恥骨稜**と**恥骨結合**。停止は、胸骨剣状突起（きょうこつけんじょうとっき）と第5～第7肋骨（ろく）の肋軟骨（なんこつ）。縦に長い筋肉ですが、途中で3～4つの**腱画**により仕切られています。

　作用は、脊椎関節での体幹の屈曲・側屈と、骨盤の後傾。腹部の表層でよく発達した筋なので、通常は視覚的に確認するのが容易です。

原因

　腹直筋のTPは、過度な腹筋運動や排便時のいきみなど、筋肉の酷使によって引き起こされます。呼吸にも関与する筋肉のため、慢性の咳や長時間にわたる強制的な腹式呼吸も原因となります。直接の外傷や**内臓疾患**も同様です。

傾向

　腹直筋のTPは、広い範囲での**腹部不快感**（消化不良、吐き気、嘔吐）、**疝痛**（せんつう）となって現れる場合が多くあります。脊髄神経前枝の絞扼（こうやく）、下腹部や骨盤の疼痛（とうつう）などがみられることもあります。また、上部左側にTPが発生した場合、心臓下面に疼痛が発生することもあります。

注意点

　消化性潰瘍（かいよう）、裂孔（れっこう）ヘルニア、虫垂炎、小腸内感染症、尿管疾患、胆嚢炎（たんのう）、月経疼痛など、ほかの原因による疾患と誤診されることがあるので注意が必要です。

　脊柱起立筋群（せきちゅうきりつきん）、外腹斜筋（がいふくしゃきん）、内腹斜筋（ないふくしゃきん）、腹横筋（ふくおうきん）、肋間筋（ろっかんきん）、大胸筋（だいきょうきん）などの関連痛パターンとの区別も行う必要があります。

キーワード

恥骨稜
恥骨の上縁で、恥骨結節から恥骨結合の上縁まで続く隆起。

恥骨結合
左右の恥骨が軟骨によって結合している部位。

腱画
腹直筋の表側を区切る横線。縦に長い腹直筋を短い範囲で収縮させることにより、上部や下部などの一部だけを運動させたり、逆にすべての腹直筋をまとめて動かしたりするのに都合のよい構造となっている。腱画は腹直筋の表側にしか存在せず、筋の内側は長い腹直筋の筋線維が縦に走るだけの構造で、腱画が腹直筋を表側から押さえ込むような形になっている。

メモ

疝痛
一定の間隔をおいて周期的に現れる腹部の激痛。一般には、胃や腸などの消化管、胆道、腎盂、尿管など管状器官の壁に存在する平滑筋（へいかつきん）のけいれんと収縮によって引き起こされる。慢性化した虫垂炎や各種の結石などでも起こる。

トリガーポイント

トリガーポイント
胸骨下方付近もしくは恥骨結合付近

手技
剣状突起側方もしくは恥骨結合付近を垂直に3秒程度押圧する。

第5章 体幹・骨盤周囲の筋肉

腹直筋

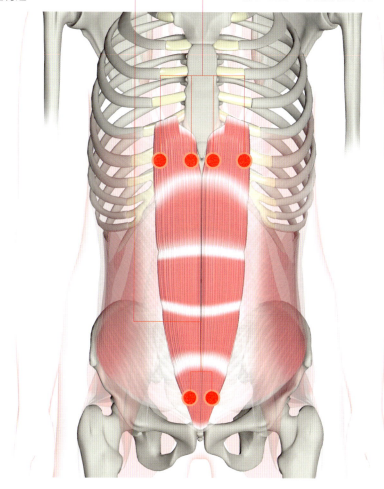

筋の位置と特徴

腹部を覆う腹筋群のうち、腱画によって3〜4つの筋腹に区分けされている縦長の筋肉。発達した筋が腹部の表層で容易に確認できる。恥骨稜と恥骨結合から起こり、胸骨剣状突起と第5〜第7肋骨の肋軟骨に停止。脊椎関節での体幹の屈曲・側屈、骨盤の後傾に作用する。

外腹斜筋(がいふくしゃきん)

体幹・骨盤

ポイント
- 腹壁外側部を走る腹部の筋肉
- 体幹の屈曲・側屈・対側回旋、骨盤の後傾などに作用
- 体幹の屈曲および対側回旋によって触知できる

慢性の咳や過度の腹筋運動がTPを引き起こす

　外腹斜筋は、腹部の筋肉のうち、腹壁外側部を走る<u>側腹筋</u>の1つです。起始は、腹部腱膜、恥骨、鼠径靭帯、腸骨稜前部。停止は、第5〜第12肋骨の外側面です。

　作用は、脊椎関節での体幹の屈曲・側屈・対側回旋と、骨盤の後傾・挙上・同側回旋、<u>腹部内部の圧迫</u>です。外腹斜筋とその内層に位置する内腹斜筋を合わせ、腹斜筋（群）と呼ぶこともあります。触診の際は、体幹の屈曲および対側回旋することで触知しやすくなります。

原因

　外腹斜筋のTPは、過度な腹筋運動や排便時のいきみ、慢性の咳などによる急性的・慢性的な筋肉の酷使によって引き起こされます。直接的な外傷や内臓疾患、ストレスによる腹壁の緊張などが原因になることもあります。

傾向

　外腹斜筋のTPは、胸部や腹部、骨盤、鼠径部の疼痛、腹部疝痛のほか、下痢や嘔吐などの内臓症状となって現れる傾向もあります。

　関連TPが、対側の外腹斜筋、同側または対側の腹横筋および腹直筋、股関節内転筋に現れることもあります。

注意点

　外腹斜筋のTPでは、<u>消化性潰瘍</u>や<u>裂孔ヘルニア</u>、虫垂炎、胆嚢炎、尿管疾患、<u>小腸内感染症</u>など、さまざまな内臓疾患と誤診されやすいという特徴を持っています。腹直筋、腹横筋、肋間筋など、ほかの部位のTPの関連痛と区別する必要もあります。

 キーワード

消化性潰瘍
別名・胃十二指腸潰瘍。胃や十二指腸に潰瘍が形成された状態を指し、原因としてはピロリ菌などの細菌感染や、薬剤、ストレス、暴飲暴食などが考えられる。潰瘍ができると腹痛などの症状が現れ、出血すると便が黒く変色したり、貧血症状が現れたりすることもある。ピロリ菌が原因の場合は抗生剤の投与が検討され、貧血の程度によっては、輸血も必要となる。

裂孔ヘルニア
食道が通っている横隔膜の開口部（裂孔）から、胃の一部が突出している状態。加齢や肥満、喫煙などが原因として考えられ、消化不良や逆流などのほか、胸痛、腹部膨満、げっぷ、嚥下困難などの重い症状を呈することもある。

小腸内感染症
小腸に病原体が感染して発症する疾患。原因としては、細菌、ウイルス、寄生虫などが考えられる。診断は、吐物や便から検出された物質を特定する形で行う。

トリガーポイント

トリガーポイント
上前腸骨棘上方
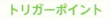

手技
第5肋骨の下方を垂直に3秒程度押圧する。

第5章 体幹・骨盤周囲の筋肉

外腹斜筋

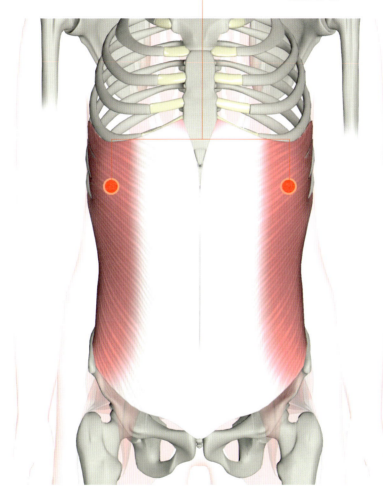

筋の位置と特徴

腹壁外側部を走る側腹筋の1つ。腹部腱膜、恥骨、鼠径靭帯、腸骨稜前部で起こり、第5～第12肋骨の外側面で停止する。脊椎関節での体幹の屈曲・側屈・対側回旋、骨盤の後傾・挙上・同側回旋、腹部内部の圧迫に作用し、体幹の屈曲および対側回旋することで触知できる。

内腹斜筋
ないふくしゃきん

ポイント
- 外腹斜筋の深層にある筋肉
- 体幹の屈曲・側屈・同側回旋、骨盤の後傾などに作用
- 体幹を屈曲および同側回旋させると触知しやすい

ストレスなどによる腹壁の緊張がTPの原因

　内腹斜筋は、腹部の筋肉のうち、腹壁外側部を走る側腹筋の1つです。外腹斜筋の深層に存在し、起始は、鼠径靭帯、腸骨稜、胸腰筋膜。停止は、第10～第12肋骨および腹直筋鞘、白線となります。

　作用は、脊椎関節での体幹の屈曲・側屈・同側回旋と、腰仙関節での骨盤の後傾・挙上・対側回旋、腹部内部の圧迫です。内腹斜筋とその外層に位置する外腹斜筋を合わせて、腹斜筋と呼ぶこともあります。触診の際は、体幹を屈曲および同側回旋することで触知しやすくなります。

原因

　内腹斜筋のTPは、過度な腹筋運動や排便時のいきみ、慢性の咳などによる急性的・慢性的な筋肉の酷使によって引き起こされます。直接的な外傷や内臓疾患、ストレスによる腹壁の緊張などが原因になることもあります。

傾向

　内腹斜筋のTPは、胸部や腹部、骨盤、鼠径部の各疼痛、腹部疝痛のほか、下痢や嘔吐などの内臓症状となって現れる傾向もあります。関連TPが、対側の外腹斜筋、同側または対側の腹横筋および腹直筋、股関節内転筋に現れることもあります。

注意点

　消化性潰瘍や裂孔ヘルニア、虫垂炎、胆嚢炎、尿管疾患、小腸内感染症など、さまざまな内臓疾患と誤診されやすい特徴を持っています。腹直筋、腹横筋、肋間筋など、ほかの部位のTPの関連痛パターンと区別する必要もあります。

キーワード

胸腰筋膜
背部の筋肉（浅背筋、深背筋）を包み、浅背筋と上・下後鋸筋に覆われる筋膜。椎骨の棘突起および棘上靭帯と肋骨角、腰椎肋骨突起および腸骨稜との間に張り、上方は項筋膜へと続き、下端部は仙骨後面に付着する。腰部では下後鋸筋の筋膜、下部ではさらに広背筋の腱膜と重なって癒着しており、この厚い部分はとくに腰背腱膜という。

腹直筋鞘
縦に長く存在する腹直筋の前後を垂直に交わる形で包んでいる扁平な腱膜。側腹筋の停止腱膜が正中線近くで癒合してつくられている。

白線
腱画と垂直に交わるように存在する腱。腹直筋の中央を縦に走っている。

メモ

腹斜筋
外腹斜筋と内腹斜筋は表層と深部で隣接しているため、関連痛パターンにほとんど違いはない。ただし、上部の関連痛パターンだけは、外腹斜筋にしか存在しない。

トリガーポイント

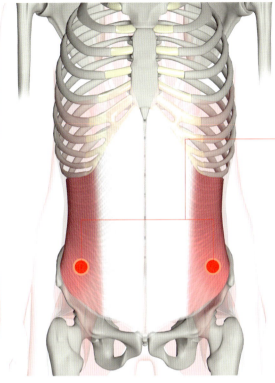

トリガーポイント
上前腸骨棘上方

手技
上前腸骨棘上方を垂直に3秒程度押圧する。

第5章 体幹・骨盤周囲の筋肉 内腹斜筋

筋の位置と特徴

外腹斜筋の深層にあり、腹壁外側部を走る側腹筋の1つ。起始は鼠径靭帯、腸骨稜、胸腰筋膜。停止は第10～第12肋骨と腹部腱膜。脊椎関節での体幹の屈曲・側屈・同側回旋、骨盤の後傾・挙上・対側回旋、腹部内部の圧迫に作用する。体幹を屈曲および同側回旋すると触知できる。

COLUMN 睡眠時の姿勢とTPの関係

就寝時には、自分の身体に合ったサイズや硬さの寝具を使うのが原則です。ただ、TPが発生した場合、それまでと同じ寝具を使うことでさらに悪化する場合もあるので気をつけましょう。とくに柔らかい枕やベッドは、就寝中に行われる無意識の動きによって振動が起こり、それがTPに悪い影響を与えます。形状記憶枕を使ったり、畳の上に敷いた蒲団で寝たりするなどして、身体をしっかりサポートする工夫をするとよいでしょう。

体幹・骨盤

腰方形筋
ようほうけいきん

ポイント
- 腰椎の両外側に存在する長方形の筋肉
- 骨盤の挙上、体幹の伸展・側屈等に作用する
- 重いものを持ち上げるとTPが発生しやすい

TPが深部における背下部の痛みとなって現れる

腰方形筋は、腹腔後壁を形成する後腹筋です。腰椎の両外側に存在し、長方形をしていることからこの名があります。起始は、第12肋骨の下内側縁と第1〜第4腰椎の横突起。停止は、後内側の腸骨稜です。作用は、骨盤の挙上と、脊椎関節での体幹の伸展・側屈、肋椎関節での第12肋骨の下制です。

原因
腰方形筋のTPは、重いものを持ち上げる、体幹を繰り返し屈曲させる、といった過度な筋肉の使用によって引き起こされます。脊椎の屈曲を、対側側屈や片方への回旋と合わせて行うなどのストレッチで負荷をかけすぎた場合も同様です。

傾向
腰方形筋のTPは、多くの場合、深部における背下部の痛み、ときには刺すようなするどい痛みとなって現れます。脊椎の屈曲・対側側屈の制限、骨盤の同側挙上を引き起こす傾向もあります。

対側の腰方形筋や、体幹の同側にある脊柱起立筋群、同じく横突棘筋群、小殿筋、中殿筋、大殿筋などで関連TPが発生する例も多くみられます。

注意点
この筋肉の関連痛パターンを腸腰筋や大殿筋などほかの筋肉の関連痛と誤診しないよう注意。腰仙関節機能不全や腰部椎間板症候群、坐骨神経痛、大腿骨転子部滑液包炎など、ほかの疾患との区別も必要です。

試験に出る語句

腹腔後壁
腹腔は腹部の内腔で、その内部に肝臓・胃・腸・脾臓などを収めている。腹腔と外部を隔てる壁を腹腔壁といい、腹腔後壁は腹腔壁の後面（背側）を指す。これに対して前面は腹腔前壁、上面は横隔膜、下面は骨盤壁と呼ばれる。

後腹筋
腹筋は、大きく前腹筋、側腹筋、後腹筋の3つに分けることができる。後腹筋は大腰筋・小腰筋・腸骨筋・腸腰方形筋の総称。ちなみに前腹筋は腹直筋・錐体筋。3層から成る側腹筋は、上層から外腹斜筋、内腹斜筋、腹横筋の順に重なり合っている。

メモ

第12肋骨の下制
肋骨の下制は息を吐く際の動き。下位肋骨の内側には横隔膜が付着しており、腰方形筋も、例えば腹式呼吸で歌をうたうときなど、この作用で横隔膜の固定を補助している。

138

トリガーポイント

トリガーポイント
腰椎棘突起の外方3〜5cmの周辺

手技
腰椎棘突起の外方3〜5cmの周辺を垂直に3秒程度押圧する。

第5章 体幹・骨盤周囲の筋肉

腰方形筋

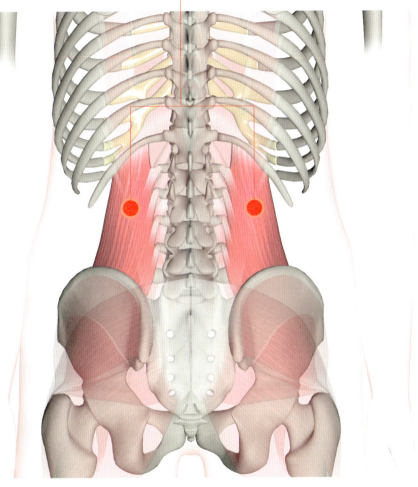

筋の位置と特徴

腰椎の両外側にある長方形の筋肉で、腹腔後壁を形成する。起始は、第12肋骨の下内側縁と第1〜第4腰椎の横突起。停止は、後内側の腸骨稜。腰仙関節での骨盤の挙上・前傾、脊椎関節での体幹の伸展・側屈、肋椎関節での第12肋骨の下制に作用する。

脊柱起立筋
せきちゅうきりつきん

体幹・骨盤

ポイント
- 腸肋筋、最長筋、棘筋の3筋で構成された筋群
- 背中の弯曲を調節し姿勢を保つ
- TPは体幹の運動制限につながりやすい

脊椎を屈曲・回旋しながらの前かがみが原因

　脊柱起立筋は、<u>腸肋筋</u>、<u>最長筋</u>、<u>棘筋</u>という、縦に並走する3つの柱状の筋肉で構成されています。起始は、仙骨、腸骨稜、椎骨の棘突起と横突起、肋骨。停止は、肋骨、椎骨の棘突起と横突起、側頭骨です。

　作用は、胸腰椎の伸展・側屈、立位や座位における脊椎の生理的な弯曲維持の補助、歩行時における脊柱の安定です。また、腹直筋の拮抗筋としても作用しています。

原因

　脊柱起立筋のTPは、机に向かって猫背の姿勢を続ける、スポーツで前傾姿勢をとるなどによって、急性的・慢性的な筋肉の酷使が行われると発生します。とくに、脊椎を屈曲・回旋しながら前かがみの姿勢をとると、その傾向が強まります。

傾向

　脊柱起立筋のTPが発生すると、脊椎関節での体幹の運動の制限や、過剰な腰椎の前弯、胸椎後弯の不足につながります。また、関連TPが広背筋、腰方形筋、大腰筋、横突棘筋群、上後鋸筋、下後鋸筋で発生する傾向もあります。胸部の脊柱起立筋のTPは筋上部と下部に疼痛を引き起こしますが、腰部の脊柱起立筋では下部に疼痛を引き起こすのが一般的です。

注意点

　脊柱起立筋のTPを、脊椎関節機能不全や骨関節炎、椎間関節症候群、狭心症、内臓痛、坐骨神経痛など、ほかの疾患と誤診しないよう注意する必要があります。

試験に出る語句

腸肋筋
脊柱起立筋は、外側から腸肋筋、最長筋、棘筋の順に並んでいる。腸肋筋はさらに上部の胸腸肋筋と下部の腰腸肋筋に区分することもある。

最長筋
脊柱起立筋群の中では文字通り最も長く、腸肋筋と棘筋の間に存在する。ただし、両側で隣接する腸肋筋や棘筋との境目を区別するのは難しい。

棘筋
頸椎と胸椎の横突起、項靭帯から頸椎と胸椎の横突起、後頭骨に付着する筋肉。ほかの脊柱起立筋と異なり、肋骨には付着していない。

メモ

脊柱起立筋の関連痛パターン
腰腸肋筋のTPは殿部中央、胸腸肋筋は脊椎方向への内側および腹部、最長筋胸部では殿部の中央にそれぞれ関連痛が発生することが多い。

トリガーポイント

トリガーポイント
胸椎・腰椎棘突起の外方1〜3cm

手技
胸椎・腰椎棘突起の外方1〜3cmの周辺を筋と垂直に3秒程度押圧する。

第5章 体幹・骨盤周囲の筋肉

脊柱起立筋

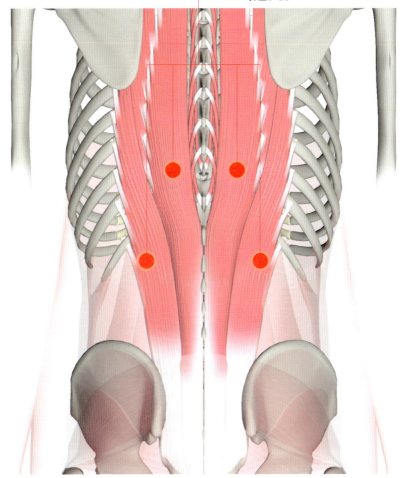

筋の位置と特徴

腸肋筋、最長筋、棘筋という、縦に並走する3つの柱状の筋肉で構成された筋群。起始は、仙骨、腸骨稜、椎骨の棘突起と横突起、肋骨。停止は、肋骨、椎骨の棘突起と横突起、側頭骨。背中が弯曲しないよう姿勢を維持する働きを担っている。

腹横筋
ふくおうきん

体幹・骨盤

ポイント
- 外腹斜筋と内腹斜筋の深部にある筋肉
- 腹部の内圧を高め、腰椎の安定や呼気の補助をする
- 長時間脚を組む姿勢は腹横筋を圧迫する

TPで胸やけや腹部痛が発生

　腹横筋は、腹部の筋肉のうち、腹壁外側部を走る**側腹筋**の1つです。外腹斜筋と内腹斜筋の深部にあり、起始は、第7～第12肋骨の**肋軟骨**と、鼠径靭帯、腸骨稜、胸腰筋膜。停止は、腹部腱膜です。

　主な作用は、腹直筋や腹斜筋群と共に腹部内部の圧迫です。これにより、腰椎の安定を保つほか、補助的な呼気、内臓の位置の安定、排便の補助などにも作用します。

原因

　腹筋を使った過度な運動による激しい疲労や外傷が、腹横筋のTPを発生させる原因となります。長時間脚を組む姿勢で腹横筋を圧迫したり、激しく咳き込んだりするのも同様です。

傾向

　腹横筋のTPが上部に発生した場合は、胸やけ、腹部痛などが持続する傾向があります。下部に発生した場合は、頻尿や慢性の下痢、鼠径部痛、睾丸痛などを引き起こす傾向があります。また、多くの場合、体幹の回旋も制限されます。

注意点

　腹斜筋群の深部にあり、腹部の内圧を高める際には腹斜筋群も一緒に収縮するため、腹横筋だけを特定するのは困難です。腹部のTPは背中や腰部に痛みが放散するので、この痛みを臓器疾患による痛みと誤診しないように注意する必要があります。

側腹筋
側腹筋は左右にある外腹斜筋、内腹斜筋、腹横筋の3層で構成されている。外腹斜筋はそのうち最も外層にある筋肉。外腹斜筋は内腹斜筋全体を覆い、腹横筋はさらにその内層に位置する。

肋軟骨
胸部を構成し、肋骨と胸骨を結合する軟骨部。上位7対の肋骨を胸骨側面に結びつけているのが硝子軟骨性の肋軟骨で、そのうち第7肋軟骨の一部は下方で第8～第10肋軟骨に接続。第11～第12肋骨の肋軟骨は腹壁の筋に付着する。

腹部内部の圧迫
腹部内部を圧迫することで腹圧がかかり、重力に対して内臓を支える補助の働きをする。

トリガーポイント

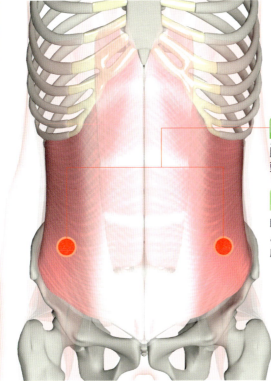

トリガーポイント
臍(へそ)から左右の水平方向、乳頭線よりも外側

手技
臍から左右の水平方向、乳頭線よりも外側を垂直に3秒程度押圧する。

第5章 体幹・骨盤周囲の筋肉

腹横筋

筋の位置と特徴

外腹斜筋と内腹斜筋の深部にあり、腹壁外側部を走る側腹筋の1つ。第7〜第12肋骨の肋軟骨、鼠径靭帯、腸骨稜、胸腰筋膜に起こり、腹部腱膜に停止する。呼気、くしゃみ、咳などに関与し、腹直筋や腹斜筋群と共に腹部の内圧を高めるほか、補助的な呼気、内臓の位置の安定、排便の補助にも作用。

Athletics Column
スポーツが原因でTPが発生したときの対処法

特定のスポーツを過度に繰り返すことが原因でTPが発生したと考えられる場合、治療が済むまでそのスポーツを控えるか、習慣的な動作を見直す必要があります。例えば、水泳で僧帽筋を痛めたときは片側で息継ぎをするクロールを控えるだけでも、負担が軽減されます。自転車競技やエアロバイクを使った運動で背中や腰の筋肉を痛めがちなときは、ハンドルやサドルの高さを調整し、背筋を伸ばした姿勢に変えることも検討しましょう。

体幹・骨盤

腸腰筋
ちょうようきん

ポイント
- 大腰筋と腸骨筋で構成される筋肉の総称
- 腰椎と大腿骨を結び、深部で体幹の屈曲や伸展に作用
- 股関節の屈曲を過度に行うとTPが発生しやすい

TPが大腿神経や陰部大腿神経を絞扼する

　腸腰筋は、腰椎と大腿骨を結ぶ筋肉の総称。**大腰筋**と腸骨筋で構成されています。内臓と脊椎の間にあり、深部腹筋群とも総称され、表面からは見えない筋肉です。起始は、大腰筋が第12〜第5腰椎の椎骨の前外側、腸骨筋が腸骨の内面。停止は、大腿骨の小転子です。作用は、大腰筋が、脊椎関節での体幹の屈曲・伸展・側屈・対側回旋。

　また、大腰筋と腸腰筋のどちらも股関節で大腿部を屈曲・外旋、骨盤を前傾するのに作用します。

原因
　腸腰筋のTPは、過度のランニングなど筋肉の酷使や、股関節を長時間屈曲するなど長時間の筋肉の短縮、下肢の長さの不均等などによって発生します。歩行、座位、立位とあらゆる動作に関与する筋肉なので、さまざまな動きや状況でTPの形成につながるのが特徴です。

傾向
　腸腰筋は重力に抗する筋であるため、立位で最も負担がかかり、横になっているとき緩和する傾向があります。大腰筋のTPでは、腹腔を出て骨盤に入るところで**大腿神経**または**陰部大腿神経**を絞扼することもあります。

注意点
　腰仙部の機能障害や虫垂炎などほかの疾患と誤診しないよう注意を要します。
腰方形筋、梨状筋、中殿筋、大殿筋、縫工筋など、ほかの部位のTPの関連痛パターンとの区別も必要です。

キーワード

大腿神経
第2、第3、第4腰神経の腹側から分枝する神経。大腿前面の皮膚、腸腰筋、恥骨筋、縫工筋、大腿四頭筋（大腿直筋、外側広筋、中間広筋、内側広筋）、膝関節筋を支配する。

陰部大腿神経
大腰筋の前面から出て、筋の前を下行する神経。陰部枝と大腿枝の2枝に分かれ、男性の陰部枝は精索に沿って走行し、浅鼠径管を通って陰嚢の皮膚と精巣挙筋とに分布する。女性の陰部枝は子宮円索に沿って走行し、恥丘と大陰唇の皮膚に分布する。大腿枝は外腸骨動脈に沿って走行し、鼠径部の皮膚に分布。男性の陰部枝は精巣挙筋と陰嚢部の皮膚、女性の陰部枝は恥丘と大陰唇の皮膚を、大腿枝は鼠径部の皮膚を支配する。

メモ

大腰筋
大腰筋の上部線維は長い腱となって腸恥隆起を通り、小腰筋を形成する。ただし、小腰筋は50％の人に欠落しており、たとえなくても機能的な影響はない。

トリガーポイント

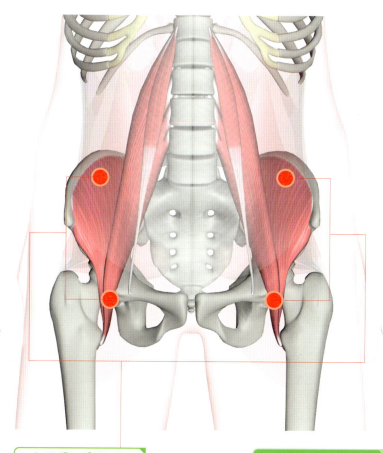

トリガーポイント	手技
上前腸骨棘および鼠径靭帯周辺	上前腸骨棘もしくは鼠径靭帯周辺を垂直に3秒程度押圧する。

第5章 体幹・骨盤周囲の筋肉

腸腰筋

筋の位置と特徴

　内臓と脊椎の間に位置し、大腰筋と腸骨筋で構成された筋肉群。起始は、大腰筋が第12〜第5腰椎の椎骨の前外側、腸骨筋が腸骨の内面。停止は、大腿骨の小転子で、表面から見ることはできないため深部腹筋群の名もある。大腰筋は脊椎関節での体幹の屈曲・伸展・側屈・対側回旋に作用。大腰筋はさらに、腸腰筋と協調しながら股関節での大腿部の屈曲・外旋、骨盤の前傾に作用する。

大殿筋
だいでんきん

体幹・骨盤

ポイント
- 3つある殿筋の中で最大の筋肉
- 大腿部の伸展・外旋・外転などに作用する
- 遠心性の収縮をともなう過度の運動でTPを発生

TPの関連痛は筋の近くに現れる

　大殿筋は、殿部に存在する殿筋の中で最大の筋肉であり、最も表層にあります。起始は、浅部が腸骨稜後部、深部が仙骨後外側、尾骨。停止は、大腿骨の殿筋粗面と腸脛靭帯です。作用は、股関節での大腿部の伸展・外旋。

　また、上部線維は股関節で大腿部の外転、さらに股関節で骨盤の後傾に作用します。小殿筋と中殿筋は上殿神経による支配を受けているのに対し、大殿筋は下殿神経の支配を受けています。

原因

　大殿筋のTPは、水泳のバタ足の動きなど遠心性の収縮をともなう筋肉の酷使や、股関節を長時間屈曲させるなどの伸張させた姿勢によって引き起こされます。

　後ろポケットに携帯電話や財布を長時間入れての座位、階段の昇降、転倒などの直接的な外傷についても同様です。

傾向

　大殿筋のTPは、長時間座ることの困難や疼痛、上り坂を歩行時の疼痛、股間節の屈曲制限などを引き起こす傾向にあります。ほかの殿筋と違って関連痛が遠くに現れることは多くありません。

注意点

　仙腸関節機能不全、転子滑液包炎、尾骨痛など、ほかの疾患と誤診しないよう注意を要します。中殿筋、小殿筋、梨状筋、大殿筋膜張筋、腰方形筋、骨盤底筋など、ほかの筋肉のTPとも区別する必要があります。

試験に出る語句

殿筋
殿部に存在する筋肉の総称。大殿筋、中殿筋、小殿筋、大腿筋膜張筋で構成されている。

下殿神経
大殿筋を支配する神経。仙骨神経叢の第5腰神経、第2仙骨神経から起こり、下殿動脈、下殿静脈と共に大坐骨孔の梨状筋下孔から骨盤を出る。そこから殿部深層に入り、大腿伸筋に神経線維を広げながら大殿筋に達する。

キーワード

疼痛
痛みを意味する医学用語の1つ。実際に何らかの組織損傷が起こったときや、組織損傷を起こす可能性があるときの不快な感覚と定義されている。

メモ

大殿筋TPの関連痛
仙骨の外側や坐骨近くにみられる場合が多い。

トリガーポイント

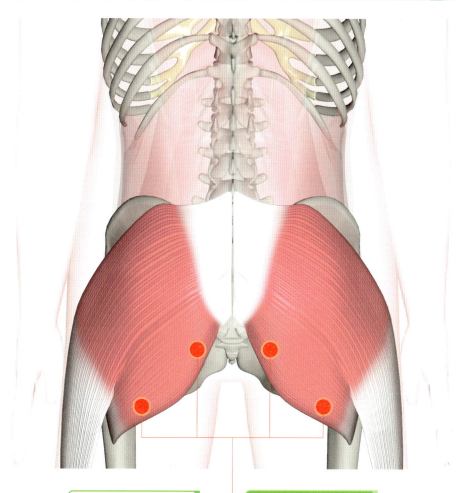

トリガーポイント	手技
殿溝付近	殿溝付近を垂直に3秒程度押圧する。

第5章 体幹・骨盤周囲の筋肉

大殿筋

筋の位置と特徴

　殿部に存在する殿筋のうち、最も表層にあり、大きさも最大。起始は、浅部が腸骨稜後部、深部が仙骨後外側、尾骨。停止は、大腿骨の殿筋粗面と腸脛靭帯。主として股関節での大腿部の伸展・外旋に作用し、上部線維は股関節で大腿部の外転・内転、さらに股関節で骨盤の後傾にも作用する。また、大殿筋は下殿神経の支配を受けている点に、上殿神経による支配を受けている小殿筋や中殿筋との相違がある。

中殿筋
ちゅうでんきん

体幹・骨盤

ポイント
- 3つある殿筋のうちの1つ
- 大腿部や股関節、骨盤の動きに作用する
- 長時間の座位がTPの原因となる

股関節の疼痛、股関節内転筋の制限が発生

　中殿筋は、大殿筋や小殿筋と共に殿筋のうちの1つに数えられる筋肉です。大殿筋が下殿神経による支配を受けているのに対して、中殿筋は小殿筋と同じく上殿神経による支配を受けています。

　起始は、腸骨の外面。停止は、大腿骨の大転子外側面です。作用は、後部線維で股関節を支点とした大腿部の外転・伸展・外旋と、股関節での同側の骨盤の後傾・下制。中部線維では大腿部の外転と同側の骨盤の下制。前部線維では股関節で大腿部の外転・屈曲・内旋と、同側での骨盤の前傾・下制です。

原因

　中殿筋のTPは、大きな負荷のかかる歩行やランニングなどによる筋肉の酷使、後ろポケットに携帯電話や財布などを入れた状態での長時間の座位で発生します。とくに同一姿勢の維持は、TPが引き起こされる大きな原因です。

傾向

　歩行時やTPが発生した部位を下にして寝たときの疼痛、股関節の疼痛、股関節内転筋の制限などが現れます。関連のTPは大殿筋、小殿筋、梨状筋、大腿筋膜張筋などで発生します。

注意点

　大殿筋や小殿筋で発生するTPとは区別する必要があります。腰痛や仙腸関節機能不全、腰椎椎間関節症候群、転子滑液包炎など、ほかの疾患と誤って診断しないように注意することも大事です。

 試験に出る語句

上殿神経
仙骨神経叢から起こり中殿筋、小殿筋、大腿筋膜張筋に広がる神経である。仙骨神経叢の第4、第5腰神経、第1仙骨神経から発し、上殿動脈、上殿静脈と共に大坐骨孔の梨状筋上孔から骨盤を出る。ここで上下に分かれ、上は小殿筋に止まり、下は小殿筋と中殿筋に神経線維を広げながら大腿筋膜張筋に止まる。

キーワード

大腿筋膜張筋
股関節の屈曲および膝関節の伸展を行う筋肉。上前腸骨棘から起こり、大転子の下方で脛骨外側顆に付着する腸脛靭帯で停止する。

仙腸関節機能不全
仙骨と腸骨をつなぐ仙腸関節が障害され、痛みや可動域の制限が発生する症状。腰椎椎間板ヘルニアや腰部脊柱管狭窄症、変形性股関節症などの症状と似るため、それらとの識別は難しい。治療には、骨盤を安定化させるコルセットの装着などを行う。

トリガーポイント

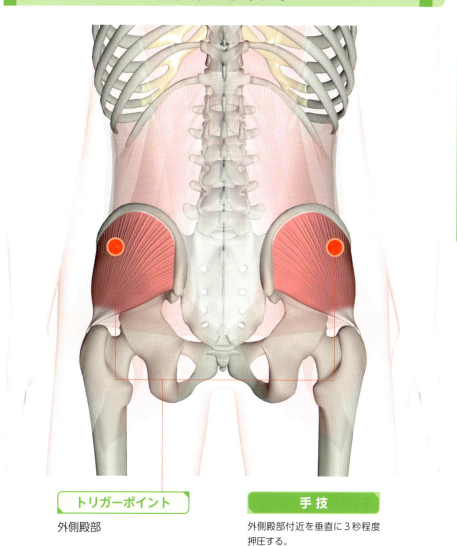

トリガーポイント	手技
外側殿部	外側殿部付近を垂直に3秒程度押圧する。

筋の位置と特徴

小殿筋と同じ上殿神経の支配を受ける殿筋の1つ。起始は、腸骨の外面。停止は、大腿骨の大転子外側面。後部線維では股関節を支点とした大腿部の外転・伸展・外旋と、股関節での同側の骨盤の後傾・下制に作用する。中部線維では大腿部の外転と同側の骨盤の下制、前部線維では股関節で大腿部の外転・屈曲・内旋と、同側での骨盤の前傾・下制に作用する。

体幹・骨盤

小殿筋
しょうでんきん

ポイント
- 3つある殿筋のうち、中殿筋の深部に存在する筋肉
- 大腿部、股関節、骨盤の動きに作用する
- 殿筋の中では内旋で最も強力に作用するのが特徴

関連TPが大殿筋、中殿筋、梨状筋などで発生

小殿筋は、中殿筋の深部にある殿筋のうちの1つです。起始は、腸骨外側。停止は、大腿骨の大転子です。作用は、後部線維で股関節を支点とした大腿部の外転・伸展・外旋と、股関節での同側の骨盤の後傾・下制。中部線維では大腿部の外転と同側の骨盤の下制。前部線維では、股関節で大腿部の外転・屈曲・内旋と、同側での骨盤の前傾・下制です。これは、中殿筋と同じ上殿神経の支配を受けているためで、中殿筋との区別を難しくする要因ですが、小殿筋には内旋で最も強力に作用するという特徴もあります。

原因

小殿筋のTPは、中殿筋と同様に、負荷の大きな歩行やランニングなどによる筋肉の酷使、長時間にわたる姿勢の維持、直接的な外傷などで引き起こされます。後ろポケットに携帯電話や財布を入れた状態での長時間の座位で損傷することでもTPが発生する可能性があります。

傾向

歩行時やTPが発生した部位を下にして寝たときの疼痛、股関節の疼痛、股関節内転筋の制限などが現れます。関連のTPは大殿筋、中殿筋、梨状筋、大腿筋膜張筋などで発生します。小殿筋のTPから引き起こされる痛みは慢性化する傾向もあります。

注意点

ほかのTPの関連痛や、坐骨神経痛、大腿骨転子部滑液包炎などほかの疾患と誤って診断しないよう注意する必要があります。

キーワード

坐骨神経痛
坐骨神経に沿って殿部から脚にかけて発生する痛みの総称。原因となる疾患には、腰部椎間板ヘルニアや腰部脊柱管狭窄症が主に挙げられる。また、腫瘍や内科系疾患、婦人科系疾患、精神的要素なども坐骨神経痛の原因となる場合がある。したがって、その治療も、安静や坐骨神経痛に対しての治療アプローチは実にさまざま。整形疾患として代表的な腰部椎間板ヘルニアや腰部脊柱管狭窄症であれば、安静から痛み止めの投与、理学療法、手術など多岐にわたる。

大腿骨転子部滑液包炎
大腿骨転子部の滑液包で発生する炎症。滑液包は液体で満たされた平らな袋で、皮膚、筋肉、腱、靭帯と骨が擦れ合う部分で衝撃を吸収する働きをする。ここに炎症が起こると、腫れて圧痛が現れる。主な原因に、けが、痛風、関節リウマチ、感染症などが挙げられる。

トリガーポイント

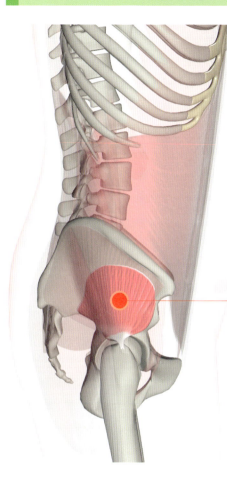

筋の位置と特徴

中殿筋の深部に位置する殿筋。腸骨外側で起こり、大腿骨の大転子で停止する。後部線維では股関節を支点とした大腿部の外転・伸展・外旋と、股関節での同側の骨盤の後傾・下制に作用し、中部線維では大腿部の外転と同側の骨盤の下制、前部線維では、股関節で大腿部の外転・屈曲・内旋と、同側での骨盤の前傾・下制に作用する。中殿筋と同じ上殿神経の支配を受けているため両者の区別は難しいが、内旋で最も強力に作用する点は小殿筋の特徴。

第5章 体幹・骨盤周囲の筋肉　小殿筋

トリガーポイント
大転子上方

手技
大転子上方を垂直に3秒程度押圧する。

COLUMN　けがをしたときに必須のRICE処置

TP発生因子としてまず挙げられるけがの対処法で、最も大切なのは、直後の手当てです。そのために提唱されているのが「RICE」と呼ばれる処置法です。RICEとは、Rest（安静）、Ice（冷却）、Compression（圧迫）、Elevation（挙上）の頭文字をつなげた言葉。圧迫は、患部の腫れを予防するための処置で、包帯を巻いてしばらくしたのち、痛みが激しくない程度の強さが基準です。挙上は、患部を心臓より高い位置にして浮腫（腫脹）を最小限にするという意味です。以上は、打撲、捻挫、骨折、裂傷など、すべてのけがに共通する対処法です。

梨状筋(りじょうきん)

体幹・骨盤

ポイント
- 股関節の外旋・内転・水平外転に作用する筋肉
- 股関節炎や左右の脚長差がTPの原因となる
- TPが発生すると股関節の動きが制限される

深部にあるため炎症を起こすと治りにくい

梨状筋は仙骨に付着し、股関節の動きに関与する筋肉です。起始は、仙骨の前面。停止は、大腿骨の大転子です。梨状筋は**上双子筋**、**下双子筋**、**外閉鎖筋**、**内閉鎖筋**、**大腿方形筋**と合わせて深層外旋6筋あるいは6外旋筋とも呼ばれ、これらはいずれも骨盤帯に付着し股関節の外旋に作用します。また、大腿部を60度以上屈曲すると股関節を大腿部で内転、90度まで屈曲すると股関節を大腿部で水平外転します。

原因
梨状筋のTPは、クルマのアクセルを踏み続けるなど長時間にわたる筋肉の短縮と酷使によって引き起こされます。仙腸関節捻挫や股関節炎、**モートン足**、左右の脚長の差異などが原因となることもあります。

傾向
梨状筋は深部にある筋肉なので、炎症が発生すると治りにくいという傾向があります。軽症では、梨状筋周囲の痛みや殿部から大腿後面にかけての痛み。重症化すると、拘縮によって**坐骨神経を圧迫**し、殿部痛および坐骨神経痛様の症状を現します。座位時に静止させるのが困難になったり、股関節での大腿部の外旋・内旋が制限されたりすることもあります。

注意点
大殿筋(だいでんきん)、**中殿筋**(ちゅうでんきん)、**小殿筋**(しょうでんきん)、**腰方形筋**(ようほうけいきん)、**骨盤底筋**(こつばんていきん)のTPの関連痛や、仙腸関節機能不全、椎間関節症候群などほかの疾患と誤って診断しないよう注意。

キーワード

上双子筋
坐骨棘および小坐骨切痕から起こり、内下方に斜走して大腿骨大転子で停止する筋肉。

下双子筋
坐骨結節から起こり、内下方に斜走して大腿骨大転子に停止する筋肉。

外閉鎖筋
閉鎖孔の内側骨縁の外面と閉鎖膜から起こり、転子窩で停止する筋肉。

内閉鎖筋
寛骨の内面および閉鎖膜から起こり、転子窩で停止する筋肉。

大腿方形筋
坐骨結節から起こり、四角形の筋板として転子間稜で停止する筋肉。

モートン足
足底から足指に向かう神経が指の付け根の靱帯下で慢性的に圧迫されることにより発生する神経障害。足底から指先にかけてのしびれや痛み、灼熱感として現れる。

メモ

坐骨神経の圧迫
梨状筋が坐骨神経を圧迫して痛みが発生する症状を、梨状筋症候群という。

トリガーポイント

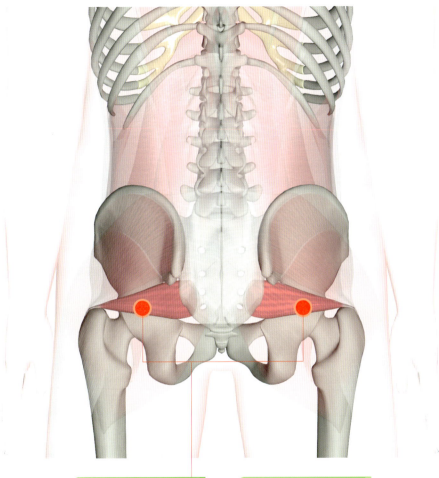

梨状筋

トリガーポイント	手 技
尾骨下端と大転子を結ぶ線の中央	尾骨下端と大転子を結ぶ線の中央を垂直に3秒程度押圧する。

筋の位置と特徴

仙骨に付着し、股関節の動きに作用する筋肉。仙骨前面から起こり、大腿骨の大転子で停止する。骨盤帯に付着して股関節の外旋に作用するほか、大腿部を60度以上屈曲する際に股関節を大腿部で内転、90度まで屈曲する際に股関節を大腿部で水平外転する。

コラム

感染症とTP

　ウイルスや細菌、寄生虫などによる急性もしくは慢性の感染症が、ＴＰの発生原因と持続因子になることもわかっています。例えば、副鼻腔炎、口腔ヘルペス、風邪、インフルエンザは、いずれも胸鎖乳突筋の潜在性ＴＰを活性化する可能性があります。また、肩甲挙筋も、風邪やインフルエンザによる感染の初期症状としてＴＰが活性化する場合があることがわかっています。

　したがって、こうした感染症を初期段階で発見し、治療することも、ＴＰを持続させないためには必要です。風邪やインフルエンザもそうですが、副鼻腔炎も頻度が高い病気で幅広い世代が罹患する可能性があります。急性の副鼻腔炎は短期間に治るケースが多いのですが、３か月以上続く慢性副鼻腔炎は根気よく治療を行わないと髄膜炎や視神経炎などの重篤な合併症を引き起こすので要注意です。

　急性の場合は、抗菌薬や鼻の炎症を抑える点鼻薬などが使用され、慢性の場合には原因となる細菌を特定し、それに適した抗菌薬が投与されます。それでも効果がないときは外科的治療も検討されます。感染症を発症したときは、素人判断で済ませず、専門の治療を受けるようにしましょう。

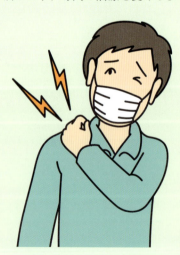

第6章
大腿の筋肉

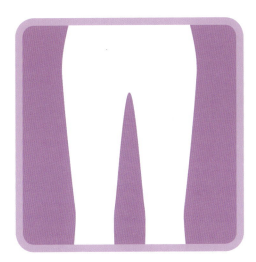

痛みとその痛みの原因と考えられる筋肉のトリガーポイント（青色丸）を紹介します。

大腿前面の痛み

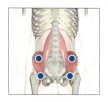
腸腰筋
→P144

縫工筋
→P158

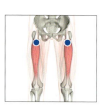
大腿直筋
→P162

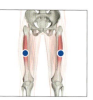
中間広筋
→P166

大腿後面の痛み

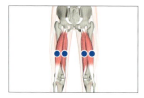
ハムストリングス
→P172

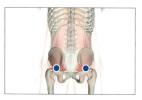
梨状筋
→P152

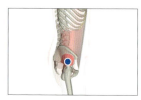
小殿筋
→P150

大腿外面の痛み

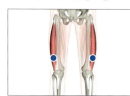
外側広筋
→P164

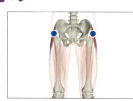
大腿筋膜張筋
→P160

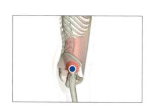
小殿筋
→P150

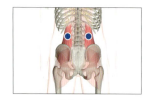
腰方形筋
→P138

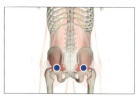
梨状筋
→P152

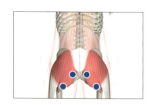
大殿筋
→P146

トリガーポイントが複数ある場合は、痛みに近い位置から触診するのが基本です。

大腿内面の痛み

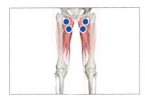
股関節内転筋群
→P170

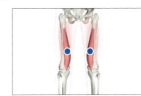
内側広筋
→P168

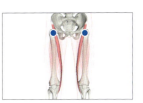
縫工筋
→P158

膝前面の痛み

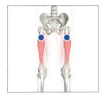
大腿直筋
→P162

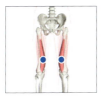
内側広筋
→P168

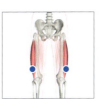
外側広筋
→P164

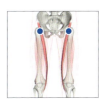
縫工筋
→P158

膝後面の痛み

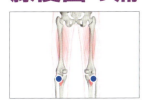
膝窩筋
→P174

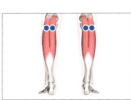
腓腹筋
→P186

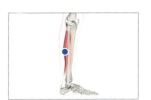
ヒラメ筋
→P188

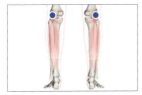
足底筋
→P190

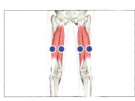
ハムストリングス
→P172

縫工筋(ほうこうきん)

ポイント
- 股関節と膝関節の両方を動かす二関節筋
- 近位では、筋の内側縁が大腿三角の外側縁を形成
- TPが表層部の刺すような痛みとなって現れる

人体で最も長い筋肉

縫工筋は、大腿伸筋群の1つ。骨盤の上前腸骨棘の直下から起こり、大腿を斜めに越えて浅鵞足へ走行し、脛骨の近位前内側の鵞足腱で停止する筋肉です。

作用は、股関節を支点とした大腿部の屈曲・外転・外旋と骨盤の前傾・同側下制、膝関節を支点とした下腿部の屈曲・内旋です。

人体で一番長い筋肉で、股関節と膝関節の動きに関与するのが特徴です。半腱様筋、薄筋とともに鵞足を構成し、近位では、筋の内側縁が大腿三角の外側縁を形成しています。

原因

縫工筋のTPは、股関節や膝関節に強い負荷がかかるスポーツを行うなどの急性的・慢性的な筋肉の酷使や、股関節を長時間外旋・屈曲させた姿勢をとることなどによって引き起こされます。

傾向

縫工筋のTPでは、表層部のチクチクするような疼痛を呈します。また、関連のTPが、大腿四頭筋や大腿内転筋群で発生する例も多くみられます。

注意点

縫工筋のTPの関連痛パターンは、感覚異常性大腿神経痛や内側膝関節機能不全など、ほかの疾患と誤って診断されることがあります。

また、内側広筋、中間広筋、腸腰筋、大腿内転筋群で発生する関連痛パターンと区別することも必要です。

キーワード

半腱様筋
股関節の伸展、膝関節の屈曲・内旋に作用する筋肉。大腿二頭筋、半膜様筋、半腱様筋の3つの筋を総称してハムストリングスという。

薄筋
大腿骨内側の筋肉で股関節の内転・屈曲・伸展や膝関節の屈曲・内旋に作用する。大腿の最も内側で体表直下に存在。体表からは外転させた際にこの筋を確認できる。

鵞足
縫工筋、薄筋、半腱様筋が腱となり、膝の内側で脛骨の上部に付着する部分。鵞鳥の足のような形をしているため、この名がある。

大腿三角
別名、スカルパ三角。鼠径部にある三角形のくぼみで、鼠径靭帯、縫工筋内側縁、長内転筋外側縁という3つの組織で構成。この三角内には大腿動脈と大腿骨頭があることから、臨床的な指標に用いられる。

メモ

股関節を長時間外旋・屈曲させた姿勢
股関節を外旋・屈曲させたときの姿勢として典型的なのは胡坐。

トリガーポイント

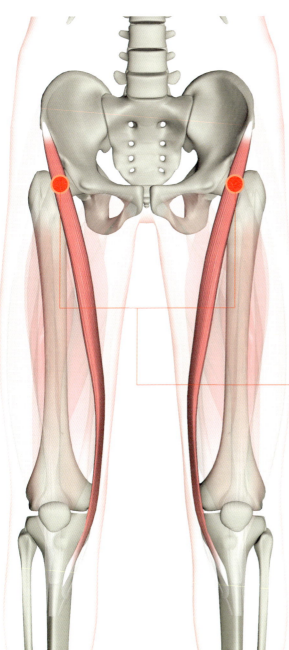

第6章 大腿の筋肉

縫工筋

トリガーポイント
上前腸骨棘内下方

手技
上前腸骨棘内下方を垂直に向けて3秒程度押圧する。

筋の位置と特徴
　骨盤の上前腸骨棘の直下から起こり、大腿を斜めに越えて浅鵞足へ走行、脛骨の近位前内側の鵞足腱で停止する大腿伸筋群の1つ。股関節と膝関節にまたがって作用している。

大腿筋膜張筋
だいたいきんまくちょうきん

ポイント
- 大腿部と骨盤の動きに作用し、歩行に関与する
- ＴＰで股関節や膝に痛みが発生する
- 大腿の表層にあるため触診は容易

大腿の表層にあるため触診しやすい

　大腿筋膜張筋の起始は、**上前腸骨棘**（じょうぜんちょうこつきょく）と腸骨稜前部。停止は、大腿骨の下方３分の１にある**腸脛靱帯**（ちょうけいじんたい）です。作用は、股関節を支点とした大腿部の内旋・屈曲・外転と、骨盤の前傾・同側下制です。外旋に作用する大腰筋や腸骨筋（だいようきん）の動きを補正する筋肉として、とりわけ歩行の際には重要な役割を担います。大腿筋膜張筋は大腿の表層（前外側）にあるため触診は比較的容易です。基本的な触診方法は、上前腸骨棘に付着し、股関節での大腿部の屈筋である点で共通する縫工筋（ほうこうきん）と同じです。

原因

　大腿筋膜張筋のＴＰは、ランニング時に足の回内位を補正しようとしながら走るなどの動作を通じて、筋肉の酷使や長時間にわたる筋肉の短縮を行うと発生します。脚長差があったり、事前に十分なストレッチを行わずにランニングを行ったりするのもＴＰの原因となります。

傾向

　主に側臥位（そくがい）の姿勢をとったときや歩行時、股関節や膝の外側に痛みが発生します。関連ＴＰが小殿筋前部、大腿直筋（だいちょくきん）、腸腰筋、縫工筋などで発生する傾向もあります。

注意点

　大腿骨転子部滑液包炎（だいたいこつてんしぶかつえきほうえん）、仙腸骨関節症候群（せんちょうこつ）、**感覚異常性大腿神経痛**など、ほかの疾患と誤って診断しないよう注意。中殿筋、小殿筋の中部線維、外側広筋（ようほうきん）、腰方形筋（けいこつ）のＴＰ関連痛パターンと区別する必要もあります。

試験に出る語句

上前腸骨棘
腸骨稜の前縁に存在する突起部分。腰に手を当てると指先に触れる。腸骨稜は、腸骨の上部にある弯曲した部分。

腸脛靱帯
大腿の外側に位置する長い靱帯。大腿筋膜張筋から起こり、脛骨外側顆に付着して、大腿筋膜張筋の作用によって緊張することにより膝関節を安定させる。腸脛靱帯の深層部には外側広筋があり、膝を曲げ伸ばしする際には腸脛靱帯が外側広筋の上を滑るように動く。

キーワード

感覚異常性大腿神経痛
きつい下着やズボンをはくなどして骨盤のまわりを圧迫することにより発症する大腿神経の痛み。大腿部の外側で広範囲にしびれを感じる。

トリガーポイント

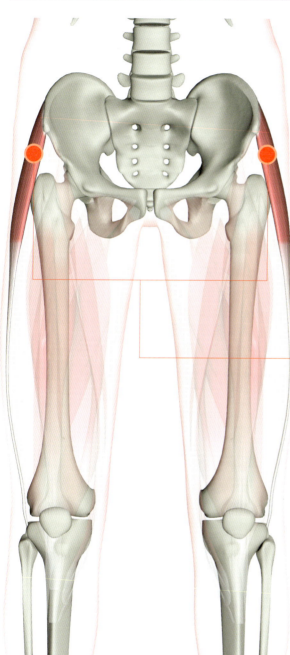

第6章 大腿の筋肉

大腿筋膜張筋

トリガーポイント
上前腸骨棘外下方

手技
上前腸骨棘外下方を垂直に3秒程度押圧する。

筋の位置と特徴

　骨盤から起こり、股関節を越えて太腿（ふともも）の外側で腸脛靭帯に移行する筋肉。太腿の内旋・屈曲・外転、骨盤の前傾・同側下制などに作用する。外旋に作用する大腰筋や腸骨筋の動きを補正する筋肉として、歩行の際にはとくに重要な役割を担う。

大腿直筋(だいたいちょっきん)

ポイント
- 大腿四頭筋を構成する筋肉の1つ
- 大腿部の屈曲と下腿部の伸展に作用する
- 腸腰筋のTPから付随的にTPが発生する

ほかの大腿四頭筋にも関連TPが発生しやすい

大腿直筋は、中間広筋、内側広筋、外側広筋と共に**大腿四頭筋**を構成している筋肉です。起始は、下前腸骨棘。そこから膝蓋骨の上縁中央および膝蓋靭帯を通って脛骨粗面に停止します。

作用は、膝関節での下腿部の伸展と、股関節での大腿部の屈曲、骨盤の前傾です。大腿四頭筋はいずれも下腿部の伸展に作用しますが、大腿部の屈曲に作用する特徴は大腿直筋にしかありません。

原因

大腿四頭筋群のTPは、ランニングやサイクリングを通じての筋肉の酷使や長時間の短縮、直接的な外傷および膝関節の屈曲不足に起因する大腿四頭筋群の伸展不足などによって発生します。

大腿直筋の場合、腸腰筋にTPがあることによって、付随的なTPが発生する可能性もあります。

傾向

TPは膝関節の疼痛と、それにともなう膝関節の弱化、歩行時の捻転などを引き起こす傾向があります。また、ほかの大腿四頭筋やハムストリングス、腸腰筋、縫工筋などで関連TPが発生することもあります。

注意点

大腿直筋のTPでは、膝周囲への痛みをともなうことから、**変形性膝関節症**と誤診されることがあります。小殿筋、中殿筋、縫工筋、大腿筋膜張筋、薄筋、恥骨筋、腸腰筋など、ほかのさまざまな筋肉のTPとの区別も必要です。

試験に出る語句

大腿四頭筋
大腿骨に関与する大腿骨のうち、大腿骨の前面に存在する筋肉の総称。全身の筋肉の中で最も強く大きい筋群である。

キーワード

変形性膝関節症
膝の軟骨が擦り減り、膝に強い痛みが発生する症状。多くは加齢や肥満による体重負担、外傷などが原因と考えられ、女性に多い症状であることも特徴となっている。治療は、膝にかかる負担を抑えるため肥満を抑え、膝周囲の筋力を保持するのが基本。病状が進行して歩行が困難な場合は、手術が必要になることもある。

トリガーポイント

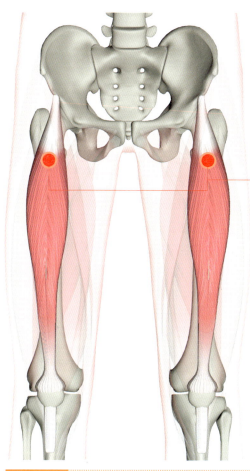

> **トリガーポイント**

下前腸骨棘から5横指下

> **手技**

下前腸骨棘から5横指下を垂直に3秒程度押圧する。

筋の位置と特徴

中間広筋、内側広筋、外側広筋と共に大腿四頭筋を構成する筋肉。下前腸骨棘で起こり、膝蓋骨の上縁中央および膝蓋靭帯を通って脛骨粗面に停止する。膝関節での下腿部の伸展、股関節での大腿部の屈曲、骨盤の前傾にそれぞれ作用し、大腿四頭筋の中では唯一、大腿部の屈曲に作用する筋肉という特徴を持っている。

第6章 大腿の筋肉

大腿直筋

COLUMN　合わないイスはTPを持続させる原因に

長時間イスに座る習慣がある人は、座面やひじ掛けの高さ、背もたれの角度などが細かく調整できるイスを使用することをおすすめします。座面や背もたれの調節機能があるイスは珍しくありませんが、ひじ掛けはついていないタイプも多く、また、ついていたとしても高さが調整できないタイプも数多く出回っています。とくに固定式のひじ掛けで肩が挙上してしまうほど高いものは筋肉の緊張を引き起こすため、避けるべきです。固定式でもひじ掛けが低いと感じるイスなら、ひじ掛け部分に厚手のタオルや小さなクッションを置くなどして対応できます。

外側広筋
がいそくこうきん

- 大腿部前面の外側に位置する筋肉
- 膝関節での下腿部の伸展が主な作用
- TPが膝関節の疼痛と弱化を引き起こす

停止は中間広筋、内側広筋と同じ

外側広筋は、大腿四頭筋の1つに数えられる筋肉で、大腿部前面の外側にあるためこの名があります。起始は、大腿骨の粗線。そこから膝蓋骨の上縁外側および膝蓋靭帯を経て脛骨粗面に停止します。外側広筋、中間広筋、内側広筋の停止の位置は、いずれも同じです。また外側広筋には、前外側大腿部では表層で、外側大腿部では腸脛靭帯の深部で、それぞれ触知できるという特徴もあり、表層の大きな筋肉は肉眼で確認することが容易です。主な作用は、膝関節での下腿部の伸展ですが、下腿をやや内旋方向に回旋する作用も持っています。

原因

外側広筋のTPは、スクワットなどによる筋肉の酷使や、直接的な外傷および膝関節の完全な屈曲の不足に起因する筋肉の伸展不足で引き起こされます。変形性股関節症がTP発生の原因となることもあります。

傾向

膝関節の疼痛と、それにともなう膝関節の弱化、歩行時の捻転などを引き起こす傾向があります。また、ほかの大腿四頭筋やハムストリングス、腸腰筋、縫工筋などで関連TPが発生することもあります。

注意点

外側広筋のTPでは、膝周囲への痛みをともなうことから、変形性膝関節症と誤診されることがあります。小殿筋、中殿筋、縫工筋、大腿筋膜張筋、薄筋、恥骨筋、腸腰筋など、ほかのさまざまな部位のTPとの区別も必要です。

膝蓋骨
大腿四頭筋腱に付着する三角形の骨。最大の種子骨。膝の前面を保護し、膝の伸筋の効率を高める。外側広筋腱と内側広筋腱はそれぞれ膝蓋骨の外側縁、内側縁に付着する中間広筋は膝蓋骨底に付着する。

膝蓋靭帯
大腿四頭筋の末端部で膝蓋骨につき、さらに伸びて脛骨上端部に付着する靭帯。

キーワード

変形性股関節症
股関節を構成する骨や関節軟骨に不具合が生じることで、関節軟骨の減少、骨の変形を引き起こす症状。関節の痛みや動きに制限が生じる。

トリガーポイント

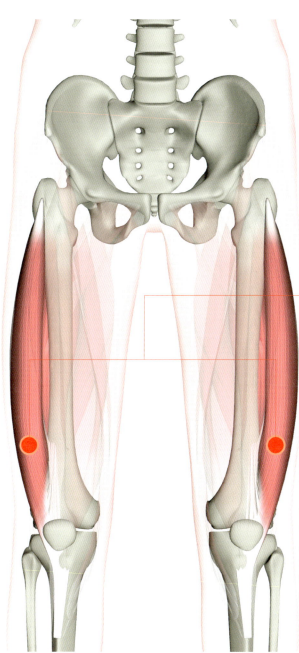

第6章 大腿の筋肉

外側広筋

トリガーポイント
大腿外側の膝蓋骨外上角から3横指上

手技
大腿外側の膝蓋骨外上角から3横指上を垂直に3秒程度押圧する。

筋の位置と特徴

　大腿四頭筋に属する筋肉で、大腿部前面の外側に位置する。起始は、大腿骨の粗線。外側広筋、中間広筋、内側広筋の停止の位置は、いずれも同じだが、外側広筋には、前外側大腿部では表層で、外側大腿部では腸脛靭帯の深部で、それぞれ触知できるという特徴もある。主な作用は、膝関節での下腿部の伸展。下腿をやや内旋方向に回旋する作用も持つ。

165

中間広筋
ちゅうかんこうきん

ポイント
- 大腿直筋と外側広筋の深部に位置する筋肉
- 下腿部の伸展に作用する
- TPは大腿の中央や外側の激しい痛みをともなう

TP発生時の痛みは動いている際に感じられる

　中間広筋は、大腿四頭筋の1つに数えられる筋肉です。起始は、大腿骨の粗線。そこから膝蓋骨の上縁中央および膝蓋靭帯を経て脛骨粗面に停止します。

　作用は、膝関節での下腿部の伸展です。大腿四頭筋の中では中央に位置するためこの名があり、大腿直筋と外側広筋の深部に位置し、作用も大腿直筋特有のものを除けば同じなので、区別は難しいといえます。

原因
　中間広筋のTPはほかの大腿四頭筋群に属する筋と同様、負荷の量や頻度を誤ったトレーニングを行うなど、急性的・慢性的な筋肉の酷使、直接的な外傷および膝関節の屈曲不足に起因する大腿四頭筋群の伸展不足などによって引き起こされます。

傾向
　大腿の中央や外側の激しい痛み、膝関節の疼痛、それにともなう膝関節の弱化、歩行時の捻転などを引き起こす傾向があります。通常、これらの痛みは動いているときのもので、安静にしていれば感じません。ほかの大腿四頭筋やハムストリングス、腸腰筋、縫工筋のTPによって、中間広筋のTPが形成されるケースも多くみられます。

注意点
　中間広筋のTPでは、膝周囲への痛みをともなうことから、変形性膝関節症と誤診されることがあります。小殿筋、中殿筋、縫工筋、大腿筋膜張筋、薄筋、恥骨筋、腸腰筋など、ほかのさまざまな部位のTPとの区別も必要です。

キーワード

変形性膝関節症
膝関節の機能が低下し、膝軟骨や半月板が変形したり断裂したりすることによって、痛みをともなう炎症性の疾患。加齢や肥満が原因で膝軟骨や半月板が徐々に変形していくタイプは一次性、関節リウマチやけがによるものは二次性として区別する。

メモ

大腿直筋特有の作用
大腿四頭筋の中で、大腿直筋だけが二関節筋であり、大腿部の屈曲に関与する（P162参照）。

広筋群の作用
大腿四頭筋の中でも、中間広筋、内側広筋、外側広筋を広筋群として区別することもある。広筋群は腰を下ろす動きにとくに働く。

トリガーポイント

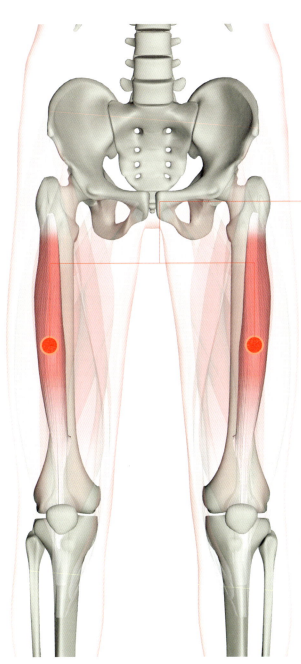

トリガーポイント
大腿中央

手 技
大腿中央付近を垂直に3秒程度押圧する。

第6章 大腿の筋肉

中間広筋

筋の位置と特徴

　大腿四頭筋の中では中央に位置し、大腿直筋と外側広筋の深部にある筋肉。大腿骨の粗線で起こり、そこから膝蓋骨の上縁中央および膝蓋靭帯を経て脛骨粗面で停止する。作用は膝関節での下腿部の伸展。

内側広筋(ないそくこうきん)

大腿

ポイント
- 大腿四頭筋を構成する筋肉の1つ
- 下腿部の伸展に作用する
- TPは膝前面に痛みが広がる傾向

近位大腿の深部、遠位は表層に位置する筋肉

　内側広筋は、大腿四頭筋の1つに数えられる筋肉です。起始は、大腿骨の粗線。そこから膝蓋骨の上縁外側および膝蓋靱帯を経て脛骨粗面に停止します。作用は、膝関節での下腿部の伸展です。

　大腿部前面の内側にあるためこの名がついており、近位では深部にあるので、近接するほかの筋肉との区別も内側広筋自体の触知も容易ではありませんが、遠位は表層にあるので触知は比較的容易です。

原因
　内側広筋のTPは、ほかの大腿四頭筋群に属する筋と同様、急性的・慢性的な筋肉の酷使、直接的な外傷および膝関節の屈曲不足に起因する大腿四頭筋群の伸展不足などによって引き起こされます。

傾向
　大腿四頭筋のTPは可動域制限が少ないのが特徴ですが、内側広筋は痛みよりも膝関節の可動域を制限する傾向があります。痛みが発生する場合、膝に近いTPは膝前面に、大腿中央のTPは膝内側と大腿前面に痛みを放散する傾向もあります。ほかの大腿四頭筋やハムストリングス、腸腰筋、縫工筋などで関連のTPが発生することもあります。

注意点
　内側広筋のTPでは、膝周囲への痛みをともなうことから、変形性膝関節症と誤診されることがあります。小殿筋、中殿筋、縫工筋、大腿筋膜張筋、薄筋、恥骨筋、腸腰筋など、ほかのさまざまな部位のTPとの区別も必要です。

キーワード

恥骨筋
腸恥隆起から恥骨結節までの間の恥骨櫛に沿って起こり、細長い長方形を成しながら下方へ斜走し、近位(上部)の線維は小転子のすぐ後ろを走って大腿骨上部の恥骨筋線と粗線の近位部で停止する。大腿神経と閉鎖神経の二重神経支配を受け、股関節の屈曲や内転を行う。

メモ

内側広筋のTP
内側広筋のTPによる筋力低下は、膝崩れの原因となり、転倒やけがにつながるおそれがある。膝崩れは、歩いているときや立っているときに突然膝がガクッと抜けたように崩れ落ちる現象。内側広筋と大腿直筋で同時にTPが発生する場合は、股関節崩れが起きることもある。

トリガーポイント

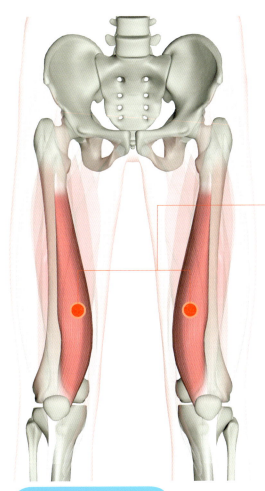

トリガーポイント
大腿内側の膝蓋骨内上角から3横指上

手技
大腿内側の膝蓋骨内上角から3横指上を垂直に3秒程度押圧する。

筋の位置と特徴

　大腿四頭筋の中では、大腿部前面の内側に位置する筋肉。膝関節での下腿部の伸展に作用する。大腿骨の粗線で起こり、そこから膝蓋骨の上縁外側および膝蓋靭帯を経て、脛骨粗面に停止。近位は深部にあるため触知がしにくいが、遠位は表層にあって触れやすい。

第6章 大腿の筋肉

内側広筋

 Athletics Column

衣服の選び方でTPは軽減する？

　スポーツウェアにしても日常着にしても、一般に身体をしめつける衣服はTPにつながる筋肉の障害の原因になりやすいといえます。身体に鬱血したような跡がつくほどしめつけるものは、明らかに血液循環を阻害しています。女性でとくに注意したいのはブラジャーなどの下着類。体型をカバーするからと、無理なサイズのものを着用せず、きちんと専門のアドバイザーに相談しながら適切なサイズと形を選択するようにしましょう。衣服はすぐに改善することができるポイントですので、ぜひ実践したいところです。

股関節内転筋群
こかんせつないてんきんぐん

ポイント
- 長内転筋、短内転筋、大内転筋、薄筋で構成する筋群
- 主として股関節の内転に作用する
- 下肢に負荷がかかる動作でＴＰが発生

脚を広げた状態で負荷がかかりやすい筋肉

　股関節内転筋群とは、長内転筋、短内転筋、大内転筋、薄筋で構成された大腿の筋群です。長内転筋は恥骨上枝から起こり、大腿骨の粗線内側唇の中３分の１で停止。短内転筋は恥骨結合の近くの恥骨下枝から起こり、大腿骨の粗線内側唇の上部３分の１で停止。大内転筋は恥骨下枝の前面および坐骨下枝の前面から坐骨結節までの間に起こり、強大な筋腹は大腿骨の内側面を下方へ向かって２つに分かれ、一部は筋のまま粗線の内側唇、ほかは腱となって大腿骨の内側上顆の内転筋結節で停止します。股関節と膝関節をまたぐ二関節筋の薄筋は、恥骨下枝から起こり脛骨粗面内側部に停止します。

原因

　アイススケートやスキー、乗馬や、長時間脚を組んでイスに座るなどの動作を通じて急性的・慢性的な筋肉の酷使をすると、ＴＰを引き起こします。ギプスで脚を長時間固定することも、ＴＰの原因となることがあります。

傾向

　股関節内転筋群のＴＰは複数の関連痛パターンを発生させる傾向があります。大腿の深部内側の圧痛、股関節を外転させたときの関節や下肢のこわばり、鼠径部の緊張、股関節のクリック音が発生することがあります。

注意点

　股関節内転筋群のＴＰを、内転筋の腱炎や骨膜炎、前立腺炎などと誤診しないよう注意。筋群のうち、どの部分がＴＰを発生させているのか特定することも大切です。

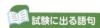

試験に出る語句

長内転筋
股関節内転筋群を構成する筋肉は、いずれも股関節を内転する作用を持つが、長内転筋はそのほかに屈曲・外旋の作用も持つ。

短内転筋
短内転筋も長内転筋と同様、股関節の内転と屈曲・外旋に作用する。

大内転筋
大内転筋は、股関節の内転・屈曲に作用する。

薄筋
薄筋は大腿骨内側の筋肉で、股関節の内転・屈曲・伸展および膝関節の屈曲・内旋に作用する。

メモ

股関節内転筋群の関連痛パターン
股関節内転筋群の関連痛には、主として以下のパターンがある。
- 股関節前面５〜８cmの範囲と、膝上５〜８cmの範囲。
- 大腿前面内側の鼠径靭帯から膝関節内側にかけての範囲。
- 大腿内側の股関節から膝にかけての範囲。

トリガーポイント

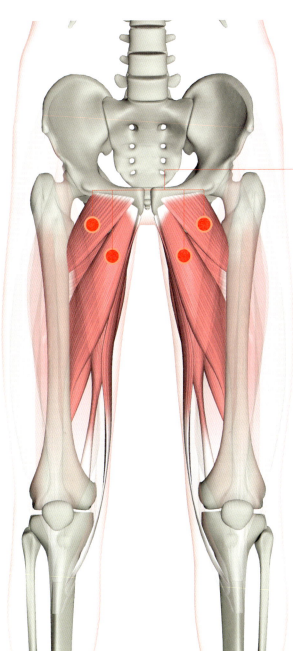

トリガーポイント
鼠径部の下方、大腿内側近位部

手技
鼠径部の下方、大腿内側近位部を垂直に約3秒間押圧する。

第6章 大腿の筋肉

股関節内転筋群

筋の位置と特徴

　恥骨周囲から起始し、股関節を通過して大腿骨下部に停止する内転筋群（薄筋は恥骨周囲から起始し、股関節と膝関節を通過して下腿の脛骨に停止）。股関節の内転のほか、それぞれ屈曲や外旋、伸展などに作用する。

171

ハムストリングス

ポイント
- 下肢後面を形成する筋肉の総称
- 作用は下腿部の屈曲・内旋・外旋
- 下肢の運動に大きく貢献するぶん損傷しやすい

一度損傷すると重症化の傾向がある

　ハムストリングスは、下肢後面を形成する筋肉の総称です。外側は大腿二頭筋の長頭と短頭、内側は半膜様筋と半腱様筋で構成されています。下肢の運動に大きく影響する部分である反面、損傷しやすく、一度損傷すると永続化しやすい場所です。起始は、大腿二頭筋長頭が坐骨粗面、短頭が大腿骨粗線。半腱様筋と半膜様筋が坐骨粗面。停止は、大腿二頭筋が腓骨筋と脛骨外側顆。半腱様筋が脛骨の近位内側で鵞足。半膜様筋が脛骨内側顆後面です。全体としては膝関節で下腿部の屈曲。さらに半膜様筋と半腱様筋で膝関節屈曲時の下腿の内旋、大腿二頭筋で下腿の外旋に作用します。

原因
　ハムストリングスのＴＰは、筋の酷使や短縮、長時間の圧迫による大腿部後部遠位の血流不全、直接的な外傷などにより引き起こされます。

傾向
　大腿二頭筋のＴＰは疼痛をともない、半膜様筋および半腱様筋のＴＰは表層部にするどい痛みをともないます。重症化すると睡眠障害の原因にもなります。関連のＴＰは大内転筋、外側広筋、腓腹筋、腸腰筋、大腿四頭筋などで発生します。

注意点
　坐骨神経痛や変形性膝関節症の痛みと誤って診断されることがあります。梨状筋、中殿筋、小殿筋、外側広筋、内閉鎖筋等のＴＰとの区別も必要です。

キーワード

内閉鎖筋
閉鎖孔（骨盤の寛骨の下方にある、坐骨と恥骨に囲まれた穴）のまわりの寛骨の内面および閉鎖膜から起こり、小坐骨孔を埋めるように通過しながら、転子窩で停止する筋肉。股関節の外旋を行う。

メモ

ハムストリングスの外傷
ハムストリングスの外傷は、肉離れと筋挫傷が代表的。肉離れは、筋肉が急激に収縮されることによって引き起こされる筋線維の損傷。筋挫傷は、身体の一部を何かに激しくぶつけたときなどに引き起こされる損傷で、多くの場合、筋の腫れや内出血をともなう。発生直後から痛みのために歩行が困難となり、損傷を受けた部位には圧痛がある。膝の屈曲で抵抗を加えると痛みが増すのも特徴。

トリガーポイント

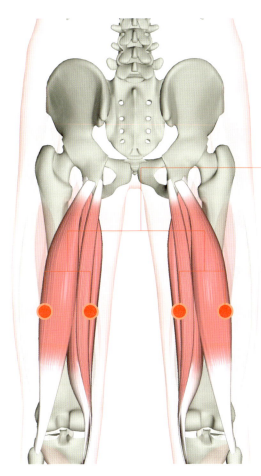

トリガーポイント
大腿後面中央の内側・外側

手技
大腿後面中央の内側・外側を垂直に3秒程度押圧する。

筋の位置と特徴

下肢後面を形成する筋肉の総称（外側の大腿二頭筋長頭・短頭と内側の半膜様筋・半腱様筋）。全体では膝関節で下腿部の屈曲に作用。半膜様筋と半腱様筋は膝関節屈曲時の下腿の内旋、大腿二頭筋は下腿の外旋にも作用する。下肢の運動に大きく影響する反面、損傷しやすく、一度損傷すると永続化しやすい。

第6章 大腿の筋肉　ハムストリングス

COLUMN　ハムストリングスのケアには大殿筋の強化が有効

ハムストリングスは、腰部や股関節、殿部など他のさまざまな筋肉の損傷によってTPが発生しやすい部位でもあります。とくに大殿筋は、ハムストリングスに発生するTPと深い関係がある筋肉なので、ここを強化することが、下半身の運動に重要な役割を担うハムストリングスのケアにとって不可欠といえます。大殿筋を鍛えるには無酸素運動よりも有酸素運動が有効です。スクワットなら、大殿筋、ハムストリングス、大腿四頭筋を同時に鍛えることが可能です。

膝窩筋(しっかきん)

大腿

ポイント
- 膝関節の動きに関与する小さな筋肉
- 歩行時に大きな屈曲筋の補助的な役割を果たす
- 膝を屈曲した状態での強い負荷でTPを発生しやすい

ランニングや階段の昇降でTPを引き起こす

　膝窩筋は膝関節の動きに関与する下肢の筋肉です。起始は、大腿骨の外側顆外側面。停止は、脛骨後面近位の内側です。筋線維は対角線になっており、膝関節背面における最も深い層、多くは腓腹筋の深部に位置しています。作用は、膝関節での下腿部の内旋と屈曲。きわめて小さな筋肉であり、歩行時に大きな屈曲筋の補助的な役割を果たします。触診の際は、膝関節をやや屈曲状態から内旋した状態で力を入れることにより、深層に小さな筋肉の膨らみを確認できます。

原因
　膝窩筋のTPは、やや屈曲した状態の膝関節に強い負荷をかける筋肉の酷使、後十字靭帯損傷などにより発生します。自転車競技やスキーの滑降、下り坂のランニング、中腰姿勢の長時間維持、階段の昇降は、典型的な原因となりえます。

傾向
　膝窩筋のTPに特徴的な症状としては、下腿の外旋・伸展低下（膝関節の可動域制限）です。下り坂や階段を下る際に後部足関節痛や上記の症状が現れれば、TPの発生が疑われます。

注意点
　ベーカー嚢腫、膝窩筋炎、膝窩腱滑膜炎、半月板損傷、足底筋裂傷など、ほかの疾患と誤って診断しないよう注意。腓腹筋、ヒラメ筋、足底筋、ハムストリングス、小殿筋等のTP関連痛との区別も必要です。

 試験に出る語句

後十字靭帯損傷
後十字靭帯は大腿骨と脛骨を結ぶ強靭な靭帯で、膝関節の伸展、屈曲、回旋を制限し、脛骨が後方にずれるのを防ぐ働きを持つ。後十字靭帯が損傷するのは、多くが激しい身体的接触をともなう運動などを通じての、脛骨の過度な内旋強制。関節内の出血や疼痛、可動域制限、荷重歩行の困難などの症状となって現れる。

キーワード

ベーカー嚢腫
膝関節の滑液包で炎症が起こり、その部分に水が溜まることで生ずる腫瘤。多くは、変形性膝関節症や慢性関節リウマチなどの膝の関節炎に合併して起こる。主な症状は、膝裏の腫れ、膝関節を屈曲する際の圧迫感や可動域制限など。

 メモ

膝窩筋の作用
膝窩筋の内旋と屈曲は、主に歩き始める際の体重移動と関係している。

トリガーポイント

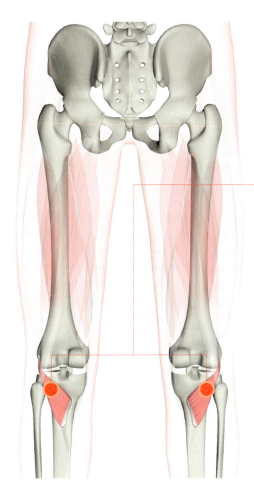

トリガーポイント
膝窩外側

手技
膝窩外側を垂直に3秒程度押圧する。

筋の位置と特徴

膝関節で下腿部の内旋と屈曲に作用する筋肉。大腿骨の外側顆外側面で起こり、停止は脛骨後面近位の内側。筋線維が対角線になっているのが特徴で、膝関節背面における最も深い層、多くは腓腹筋の深部に位置する。筋自体はとても小さく、その作用も主として大きな屈曲筋を補助するものとなっている。膝関節をやや屈曲状態から内旋した状態で力を入れると、深層に筋肉の膨らみが確認できる。

第6章 大腿の筋肉

膝窩筋

 Athletics Column

フットウェアでTPを解消!?

靴やサンダルの選び方一つでも、TPを軽減させるのに役立ちます。肩や膝、腰、骨盤周辺の筋肉を痛めていて、該当部位のケアを試みているにもかかわらず好転しないという人は、履物に着目してみましょう。例えば、足が回外していると、その人の靴底は外側がすり減り、逆に回内していると内側がすり減ります。こうしたトラブルを矯正するための特殊な中敷きが専門店で売られていますので、相談してみるとよいでしょう。

コラム

アレルギーとTP

　アレルギーは、食べ物や化学物質などに対して身体の免疫が過剰に働く現象です。主な症状として、じんましん、咳、目のかゆみ、鼻水などが挙げられます。重篤な症状はアナフィラキシーと呼ばれ、呼吸困難や意識不明、脳炎などを引き起こすこともあります。

　アレルギーを引き起こす物質をアレルゲン（抗原）と呼びますが、このアレルゲンもTPを持続させる因子の1つです。全身の組織に広く分布し、炎症や免疫反応などの生体防御機構に重要な役割を持つマスト細胞がアレルゲンに反応すれば、アレルギー反応や炎症に介在するヒスタミンという物質を過剰に放出して、さらにTPの治癒が困難になります。

　アレルギーが疑われる場合には、血液検査や皮膚に少量のアレルゲンを入れる**プリックテスト**を用いて、アレルゲンを特定することが先決です。治療には、抗ヒスタミン薬や副腎皮質ステロイドなどの薬剤が状況に応じて用いられます。

　これらは専門の医療機関でとられる措置ですが、アレルギー体質の人は、例えば、花粉症なら自分の顔のサイズに合った花粉症専用のマスクを着用するなど、日頃から原因となるアレルゲンを遠ざける努力も必要です。

プリックテスト

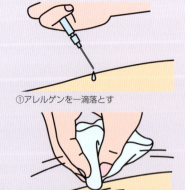
①アレルゲンを一滴落とす
③ティッシュペーパーで拭く

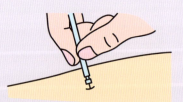
②アレルゲンをプリック針で刺す

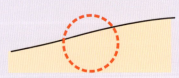
④15分後に判定する

第7章

下腿の筋肉

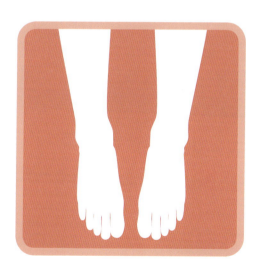

痛みとその痛みの原因と考えられる筋肉のトリガーポイント（青色丸）を紹介します。

下腿前面の痛み

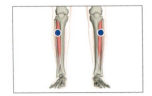

前脛骨筋
→P180

踵の痛み

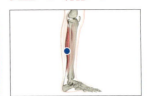

ヒラメ筋
→P188

下腿後面の痛み

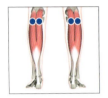

腓腹筋
→P186

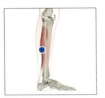

ヒラメ筋
→P188

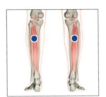

後脛骨筋
→P192

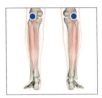

足底筋
→P190

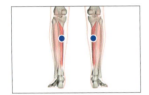

長趾屈筋
→P196

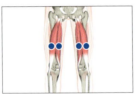

ハムストリングス
→P172

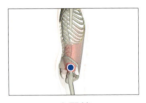

小殿筋
→P150

下腿外面の痛み

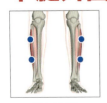

腓骨筋群
→P198

腓腹筋
→P186

外側広筋
→P164

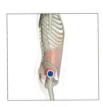

小殿筋
→P150

トリガーポイントが複数ある場合は、痛みに近い位置から触診するのが基本です。

足関節の痛み

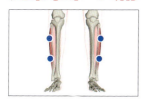

腓骨筋群
→P198

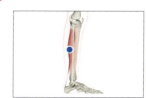

ヒラメ筋
→P188

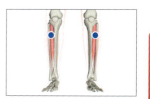

前脛骨筋
→P180

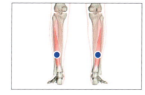

長母趾屈筋
→P194

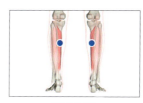

長趾屈筋
→P196

足背の痛み

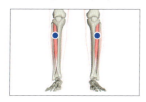

前脛骨筋
→P180

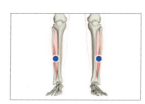

長母趾伸筋
→P182

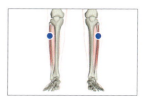

長趾伸筋
→P184

足底の痛み

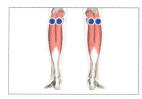

腓腹筋
→P186

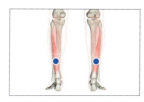

長母趾屈筋
→P194

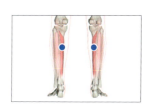

長趾屈筋
→P196

前脛骨筋（ぜんけいこつきん）

ポイント
- 足関節と足部の動きに関与する下肢の筋肉
- TPの関連痛は足関節の前面と母趾全体に広がる
- 足の背屈力低下を引き起こすと歩行が困難になる

足関節の背屈と足部の内反に作用

　前脛骨筋は、足関節と足部の動きに関与する下肢の筋肉です。起始は、脛骨外側顆および脛骨前縁の近位3分の2。停止は、内側楔状骨および第1中足骨底。脛骨の外側に沿って、脛骨の上部から前面をカバーするように位置します。

　作用は、足関節の背屈、足部の内がえしです。

原因

　前脛骨筋のTPは、筋肉の急性的・慢性的な酷使、長時間の短縮、外傷、拮抗筋の緊張などにより引き起こされます。

傾向

　前脛骨筋のTPの関連痛は、足関節の前面から母趾全体に広がります。

　また、下垂足やフットスラップなど、足の背屈力の低下を引き起こす傾向もあります。関連TPは、長腓骨筋、長母趾伸筋、長趾伸筋で発生します。足の背屈力が低下することで歩行に影響が出ることもあります。

注意点

　過労性脛部痛やコンパートメント症候群、椎間板ヘルニア、第1中足趾節関節機能不全など、ほかの疾患と誤って診断しないよう注意する必要があります。

　長腓骨筋、長母趾伸筋、長趾伸筋、短母趾伸筋、短趾伸筋、第3腓骨筋、第1背側骨間筋の各TP関連痛パターンとの区別も必要です。

🔑 キーワード

過労性脛部痛
別名、シンスプリント。脛骨の下方3分の1に鈍痛をきたす症状。下腿内側筋群の疲労による柔軟性の低下などが原因となる。とくに走るスポーツ競技で発生しやすく、放置したままにしておくと痛みが長期化する可能性がある。

コンパートメント症候群
打撲や骨折、脱臼による出血などで下腿の組織内圧が上昇し、筋肉内細動脈の血行障害が発生し、筋腱神経組織が壊死する障害。全身どこでも起こり得るが、筋膜で細かく区切られている下腿は内圧が上昇しやすいという特徴があり、とりわけ発症しやすい。下腿には4つの筋区画（コンパートメント）があり、その位置によってそれぞれ前方コンパートメント、外側コンパートメント、後方コンパートメント、深後方コンパートメントの名がある。

📝 メモ

拮抗筋
前脛骨筋の拮抗筋は足関節足底屈筋群（ヒラメ筋と腓腹筋）。急な上り坂や登山などで、この筋群が緊張するのはその典型。

トリガーポイント

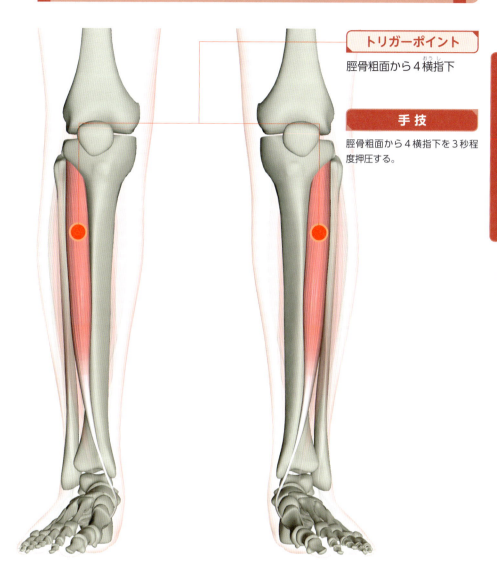

トリガーポイント
脛骨粗面から4横指下

手技
脛骨粗面から4横指下を3秒程度押圧する。

第7章 下腿の筋肉

前脛骨筋

筋の位置と特徴

　足関節と足部の動きに関与する下肢の筋肉。脛骨外側顆および脛骨前縁の近位3分の2で起こり、内側楔状骨および第1中足骨底で停止。脛骨の上部から前面をカバーするように、脛骨の外側に沿っている。足関節の背屈、足部の内がえしに作用。歩行時や走行時に足指を上げることで、バランスをとる働きをする。

長母趾伸筋
ちょうぼししんきん

ポイント
- 母趾と足関節の背屈、足部の内がえし補助に作用する
- 長母趾屈筋と短母趾屈筋の拮抗筋
- TPで足関節の背屈力の低下を引き起こす

母趾のすべての関節を背屈

　長母趾伸筋は、下肢の関節の動きに広く関与している筋肉です。起始は、腓骨前部の中心部3分の1。そこから、固有の腱鞘に包まれて前脛骨筋と長趾伸筋の腱鞘に挟まれながら、上伸筋支帯と下伸筋支帯の下を通り抜け、さらに第1中足骨を越えて母趾の指背腱膜に到達。最後は末節骨の背側面に停止します。作用は、中足趾関節および趾節間関節での母趾の伸展、足関節での足の側屈・内がえしです。

原因

　長母趾伸筋のTPは、筋肉の酷使、慢性的な筋肉の短縮と拮抗筋の緊張、早歩きなどにより引き起こされます。コンパートメント症候群や第4腰椎の神経圧迫によって発生することもあります。

傾向

　長母趾伸筋のTPは、母趾背側全体の痛み、夜間のけいれん、下垂足やフットスラップなど足関節の背屈力の低下を引き起こし、歩行に影響を与えることもあります。関連TPが、前脛骨筋、短母趾伸筋、長趾伸筋、第3腓骨筋で発生する例も多くみられます。

注意点

　中足趾節関節の機能不全、第4～第5腰椎の神経圧迫など、ほかの原因による疾患と誤診しないよう注意。前脛骨筋、短母趾伸筋のTP関連痛パターンとの区別にも注意を要します。

　足関節で足を背屈させると下腿前部のすべての筋肉が収縮するので、触診の際は、その点にも注意します。

 試験に出る語句

上伸筋支帯
伸筋支帯は関節で伸筋群を固定する靭帯。上伸筋支帯は下腿にある2つの伸筋支帯の1つで、脛骨縁から腓骨の前縁に張っている。

下伸筋支帯
足背筋膜の近位部が厚くなったもの。踵骨外側面の前上部で起こり、内果と内側楔状骨に向かうY字形をなす。

 メモ

拮抗筋
長母趾伸筋の拮抗筋は足関節底屈筋。

早歩き
とくに足関節を強制的に底屈させての速歩が、長母趾伸筋の過度な伸張を引き起こす可能性がある。

トリガーポイント

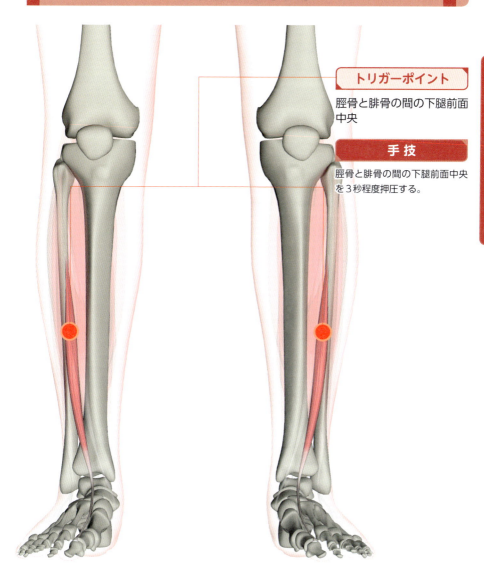

トリガーポイント
脛骨と腓骨の間の下腿前面中央

手技
脛骨と腓骨の間の下腿前面中央を3秒程度押圧する。

第7章 下腿の筋肉

長母趾伸筋

筋の位置と特徴

　下肢の関節の動きに広く関与する筋肉。腓骨前部の中心部3分の1で起こり、上伸筋支帯と下伸筋支帯の下を通り抜け、さらに第1中足骨を越えて母趾の指背腱膜に達し、最後は末節骨の背側面に停止する。作用は、中足趾関節および趾節間関節での母趾の伸展、足関節での足の側屈・内がえし。歩行時における過度な踵の底屈や、歩き出しの際につま先が引っかかるのを防ぐ。

長趾伸筋（ちょうししんきん）

ポイント
- 前脛骨筋の外側に位置する長い筋肉
- 第2～第5趾の伸展、足関節の背屈、足部の外反に作用
- 足関節の強制的な底屈でTPが発生しやすい

TPで足関節の背屈力が低下

　長趾伸筋は、前脛骨筋の外側にあり、そこから腓骨のほぼ全長にわたって伸びている筋肉です。起始は、腓骨前部の近位3分の2および脛骨外側顆。停止は、第2～第5趾の中節骨および末節骨の背面（指背腱膜）です。

　作用は、中足趾節関節および趾節間関節での第2～第5趾の伸展と、足関節の背屈、足部の外反です。

原因

　長趾伸筋のTPは、急性的・慢性的な筋肉の酷使や短縮・伸張、拮抗筋の緊張、外傷および、足関節を強制的に底屈させての早歩きなどによって引き起こされます。前方コンパートメント症候群や第4～第5腰椎の神経圧迫がTPの形成につながることもあります。

傾向

　長趾伸筋のTPは、深腓骨神経の絞扼、足関節の背屈力の低下、筋腹の夜間けいれんといった形で現れます。

　関連TPが、腓骨筋群（長腓骨筋・短腓骨筋・第3腓骨筋）、前脛骨筋、長母趾伸筋で発生する例も多くみられます。

注意点

　ほかの原因による足根関節機能不全、中足趾節関節機能不全、第4腰椎の神経圧迫と誤診しないよう注意を要します。長腓骨筋、短腓骨筋、第3腓骨筋、背側骨間筋、短趾伸筋、短母趾伸筋など、ほかの部位のTPと区別することも必要です。

キーワード

絞扼
医学で、しめつけること。組織や血管などが圧迫される状態をいう。

メモ

慢性的な筋肉の伸張
例えば、ハイヒールを履いて歩く、足を底屈させた状態で寝る、などがこれに当たる。

拮抗筋
長趾伸筋の拮抗筋は、足関節底屈筋。

早歩き
とくに足関節を強制的に底屈させての速歩が、長母趾伸筋の過度な伸張を引き起こす可能性がある。

トリガーポイント

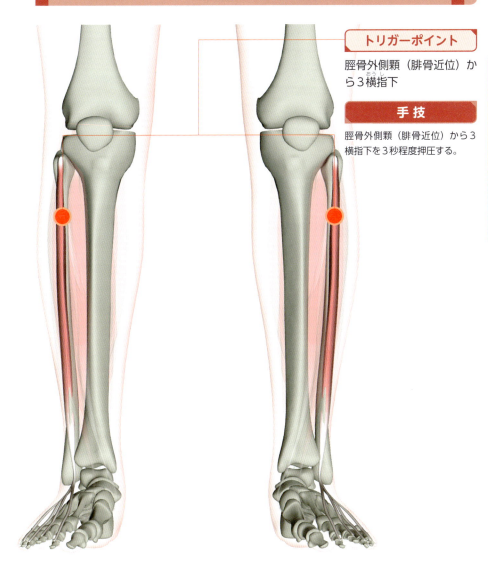

トリガーポイント
脛骨外側顆（腓骨近位）から3横指下

手技
脛骨外側顆（腓骨近位）から3横指下を3秒程度押圧する。

第7章 下腿の筋肉

長趾伸筋

筋の位置と特徴

　足関節背屈、足部外反（外反は病的な異常運動に用い、正常運動では外がえしという）に関与する。また、第2〜5指の伸展に関与する。足背部の4本の腱は容易に観察することができる。前脛骨筋と長母趾屈筋のみが作用すると、内がえしが生じるため、これらの筋群に加えて、長趾伸筋が作用することにより純粋な足関節背屈が可能となる。

腓腹筋（ひふくきん）

ポイント
- 外側腓腹筋と内側腓腹筋で構成するふくらはぎの筋肉
- 足の底屈、膝関節の屈曲に作用する
- 冷えや血流の循環不全でTPが発生しやすい

間欠性跛行や腓腹筋けいれんを発生させるTP

腓腹筋は、外側頭と内側頭から成るふくらはぎの筋肉です。起始は、大腿骨の外側顆および内側の後面。停止は、踵骨腱を介した踵骨の後面です。

作用は、足関節での足の底屈・内反と、膝関節での下腿部の屈曲です。ふくらはぎの筋肉は下半身の血液を上半身に循環させる役割を担っているため、「第2の心臓」とも呼ばれています。

原因

腓腹筋のTPは、筋肉の酷使・長時間の短縮・同じ姿勢の維持、冷え、血流の循環不全などによって引き起こされます。例えば、サドルの低い自転車での長時間走行や、ハイヒールの着用、ギプスの装着などが、そうした原因となり得ます。

傾向

腓腹筋のTPは、間欠性跛行や腓腹筋けいれんを発生させる傾向があります。足関節を背屈する際の膝関節の伸展を困難にすることもあります。関連のTPが、ヒラメ筋、ハムストリングス、前脛骨筋、長趾伸筋、小殿筋で発生する例も多くもみられます。

注意点

腓腹筋のTPでは、後部コンパートメント症候群、深部静脈血栓、第1仙骨の神経圧迫、成長痛など、ほかの原因による症状との誤診に注意する必要があります。ヒラメ筋、足底筋、膝窩筋、後脛骨筋、長趾屈筋、ハムストリングスなど、ほかの部位のTPとの区別も必要です。

試験に出る語句

踵骨腱
アキレス腱とも呼ばれ、腓骨筋およびヒラメ筋に共通する遠位付着部。

キーワード

第2の心臓
血液は心臓から全身に送り出され、再び心臓へと戻っていくが、心臓より遠く下方にある足では重力に逆らって送り返すのが困難。そこで、ふくらはぎをはじめとする足の筋肉が収縮し、血管を圧迫するように働いて圧力を補っている。

深部静脈血栓
血管が傷ついたり、血液の流れが悪くなったりして、手足の静脈にできるのが深部静脈血栓。できた血栓が血管の中を流れ、肺の動脈に詰まると肺塞栓症を引き起こす。

成長痛
主に3～5歳位の子どもにみられる症状。夕方から夜にかけて膝や足首などに痛みを訴えるケースが多い。子どもは筋肉や骨が未完成である一方、活発に動くため、疲労が蓄積して痛みにつながるものと考えられる。

トリガーポイント

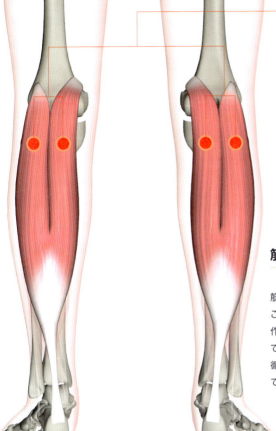

トリガーポイント
膝窩から3横指下の内側・外側

手技
膝窩から3横指下の内側・外側を垂直に3秒程度押圧する。

筋の位置と特徴
　外側頭と内側頭で構成されたふくらはぎの筋肉。大腿骨の外側顆および内側の後面で起こり、踵骨腱を介した踵骨の後面で停止する。作用は、足関節での足の底屈・内反、膝関節での下腿部の屈曲。下半身の血液を上半身に循環させる役割を担うふくらはぎの筋肉として、ヒラメ筋と共に「第2の心臓」と呼ばれる。

第7章 下腿の筋肉

腓腹筋

COLUMN　TP解消に役立つ筋ポンプ作用の活性化

　筋ポンプ作用とは、筋肉が収縮と弛緩を繰り返すことで、圧迫された静脈から血液が押し出され、その後、元の形状に戻った血管に新しい血液が勢いよく流れ込んでくる作用のこと。筋肉の収縮と弛緩がポンプのような働きをしているわけです。ふくらはぎの筋肉を第2の心臓と呼ぶのは、心臓から遠い位置にあって、なおかつ大きな作用をしているためであって、実際には、すべての筋肉が筋ポンプ作用を担っています。けがをするなどしてふくらはぎが動かしにくいときは、他の筋肉をできるだけ動かして、筋ポンプ作用を活性化させましょう。

ヒラメ筋

ポイント
- 腓腹筋の深部に存在する大きな筋肉
- 足の底屈と内反に作用する
- ＴＰは上り階段や登坂時に疼痛を引き起こす

遅筋線維が優位な抗重力筋

　ヒラメ筋は、下腿の後面全体を覆う大きな筋で、腓腹筋の深部に存在。遅筋線維が優位な抗重力筋の１つです。起始は、腓骨後部の腓骨頭および近位の２分の１、脛骨のヒラメ筋線。停止は、踵骨腱を介した踵骨の後面です。作用は、足関節での足の底屈と、足根関節での足の内反です。

原因

　ヒラメ筋のＴＰは、坂道や階段を駆け上がるなどの急性的・慢性的な筋肉の酷使と、側屈した状態での睡眠など長時間の短縮・姿勢の維持、冷え、外傷などにより引き起こされます。

傾向

　ヒラメ筋のＴＰは、足関節の背屈の可動制限、脛骨神経および関連する血管の絞扼、足首周辺の浮腫、上り階段や登坂時の疼痛、体重をかけた際の踵部痛などを引き起こします。

　関連ＴＰは、腓腹筋、後脛骨筋、長趾屈筋、長母趾屈筋、小殿筋などで発生する例が多くみられます。

注意点

　ヒラメ筋のＴＰでは、後方コンパートメント症候群、後部シンスプリント、アキレス腱炎、ベーカー嚢腫、深部静脈血栓、第１仙骨の神経圧迫、成長痛、踵骨棘など、ほかの原因による症状との誤診に注意する必要があります。腓腹筋、足底筋、後脛骨筋、長趾屈筋、ハムストリングス、小殿筋など、ほかの部位のＴＰとの区別も必要です。

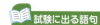

試験に出る語句

遅筋線維
骨格筋の筋線維の一種。収縮速度が遅く、持久力に優れるという特徴を持つ。タイプⅠ線維ともいう。逆に瞬発力に優れるのは速筋線維（タイプⅡ線維）。

抗重力筋
地球の重力にあらがって姿勢を保つ働きを持った筋肉。ヒラメ筋のほか、眼瞼挙筋、頸部筋、脊柱起立筋、腸腰筋などがこれに当たる。

キーワード

踵骨棘
踵骨の下面にできる骨性の突起。足底腱膜が踵骨に付着する部分に生じ、これができると歩行時の痛みにつながる。

トリガーポイント

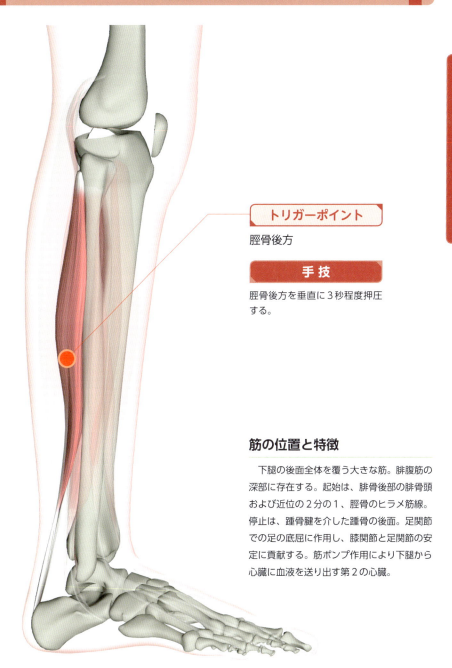

トリガーポイント
脛骨後方

手技
脛骨後方を垂直に3秒程度押圧する。

筋の位置と特徴

　下腿の後面全体を覆う大きな筋。腓腹筋の深部に存在する。起始は、腓骨後部の腓骨頭および近位の2分の1、脛骨のヒラメ筋線。停止は、踵骨腱を介した踵骨の後面。足関節での足の底屈に作用し、膝関節と足関節の安定に貢献する。筋ポンプ作用により下腿から心臓に血液を送り出す第2の心臓。

第7章　下腿の筋肉

ヒラメ筋

足底筋
そくていきん

- 大腿骨から踵骨にかけて付着する小さい筋肉
- 触診は腓腹筋の外側下で行う
- 過去の骨折や脚長差がTPの原因となることがある

腓腹筋に覆われている扁平な筋

　足底筋は、大腿骨から踵骨にかけて付着する小さい筋肉です。起始は、大腿骨の外側顆の上部と膝関節の斜膝窩靱帯です。そこから、腓腹筋とヒラメ筋の間を走って下方へ向かい、アキレス腱内側縁で停止します。腓腹筋に覆われている扁平な筋であり、腓腹筋の外側下で触知することができます。

　主な作用は、足関節の底屈（つま先立ち）ですが、大腿骨の外顆に付着しているため、下腿の内旋と膝関節の屈曲を助ける作用もしています。

原因

　ランニング、サッカー、自転車競技、登山、水泳などによる急性的・慢性的な筋肉の酷使、脚を組んだ姿勢の長時間維持、サイズのきつい靴や靴下の着用、自動車の長時間運転などによってTPが引き起こされます。また、過去の骨折や脚長差がTPの原因となることもあります。

傾向

　足底筋のTPは、足の背屈の可動域終端で疼痛を引き起こす傾向があります。また、腓腹筋のTPと相互に関連する例も多くみられます。

注意点

　足底筋のTPでは、後方コンパートメント症候群、深部静脈血栓、第1仙骨の神経圧迫、成長痛など、ほかの原因による症状との誤診に注意する必要があります。ヒラメ筋、腓腹筋、膝窩筋、後脛骨筋、長趾屈筋、ハムストリングスなど、ほかの部位のTPとの区別も必要です。

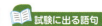

斜膝窩靱帯
半膜様筋の腱から派生し、膝関節の関節包後部を補強している靱帯。

キーワード

疼痛
痛みを意味する医学用語の1つ。実際に何らかの組織損傷が起こったときや、組織損傷を起こす可能性があるときの不快な感覚と定義されている。

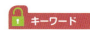

腓腹筋で覆われている筋の触知について
足底筋を、同じ作用を持つ腓腹筋の外側頭と区別するのは難しい。そのため、まず膝窩の中央をやさしく触診し、足関節で足の底屈を行った際に収縮する筋組織の存在が感じられるまで少しずつ外側に示指を移動させる必要がある。

トリガーポイント

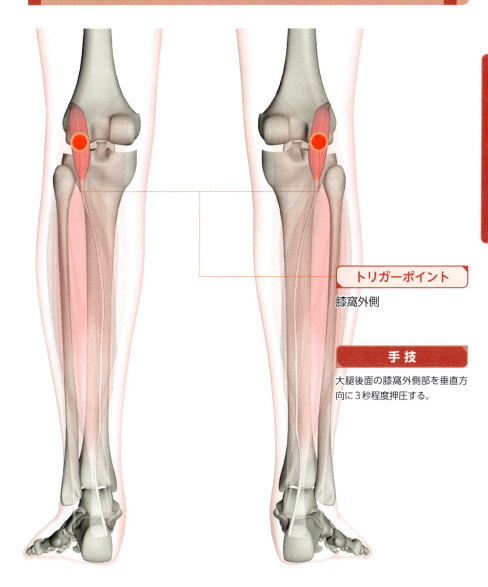

トリガーポイント
膝窩外側

手技
大腿後面の膝窩外側部を垂直方向に3秒程度押圧する。

第7章 下腿の筋肉　足底筋

筋の位置と特徴

　大腿骨から踵骨にかけて付着する小さい筋肉。足関節の底屈（つま先立ち）に作用し、大腿骨の外側顆の上部と膝関節の斜膝窩靱帯から起こってアキレス腱内側縁で停止する。腓腹筋に覆われているため、触知するには足を底屈させながら行うなどの工夫が必要となる。

下腿

後脛骨筋
こうけいこつきん

ポイント
- 下腿屈筋群の1つで深層に存在する
- 足の内がえしと底屈に作用する
- 距骨下関節の過度な回内でTPを発生しやすい

アキレス腱に沿って踵や足底に痛みが広がる

　後脛骨筋は、深層にある下腿屈筋群の1つです。起始は、脛骨および腓骨後部の3分の2。そこから、内果の後面で内果溝を滑液鞘に包まれながら下行し、載距突起と舟状骨粗面の間を通って足底に達すると腱は2索に分かれ、内側の太い索は舟状骨粗面に、外側のやや細い索は3個の楔状骨に停止します。

　作用は、足根関節での足の内がえしと、足関節での足の底屈です。

原因

　後脛骨筋のTPは、左右に傾斜のある地面を歩いたり、砂地のような下が不安定な場所を走ったりする運動を通じて、距骨下関節の過度な回内や筋肉の酷使を行うと引き起こされます。ハイヒールなどサイズや形の合わない靴を履くことで発生することもあります。

傾向

　後脛骨筋のTPは、歩行や走行の際の足部痛、とくにアキレス腱に沿って踵および足底へと広がる痛みとなって現れる傾向があります。また、関連する足指の伸展の制限や、筋肉のけいれんが発生することもあります。

注意点

　後脛骨筋のTPでは、シンスプリント、深後方コンパートメント症候群、足根管症候群、関連する腱の滑膜炎など、ほかの疾患と誤って診断しないよう注意。ほかの部位、とりわけ後脛骨筋以外の下腿屈筋群のTP関連痛パターンとの区別には注意を必要とします。

試験に出る語句

深層にある下腿屈筋群
後脛骨筋、長母趾屈筋、長趾屈筋で構成されている。いずれも下腿部から足後部へ走行した後に、脛骨内果の遠位で交叉する。交叉地点での位置関係は、内果と近い順に後脛骨筋、長趾屈筋、長母趾屈筋。作用はすべて同じである。

キーワード

載距突起
踵骨の内側部からほぼ水平に突出した突起。上面に距骨がある。

舟状骨
ヒトの左右手足に1本ずつ存在する骨。足では距骨、踵骨と共に近位足根骨を構成する。

楔状骨
足根骨を構成する骨の一部。前側は中足骨に、踵側は舟状骨に連なる3個の骨。

足根管症候群
内果の近辺を走行する後脛骨神経の障害により足にしびれを生じる症状。後脛骨神経の圧迫が主な原因である。

トリガーポイント

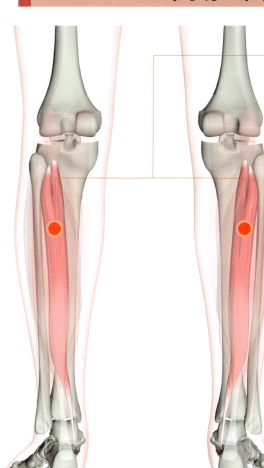

トリガーポイント
脛骨後面の膝窩横紋から5横指下

手技
脛骨後面の膝窩横紋から5横指下を垂直に3秒程度押圧する。

筋の位置と特徴
深層にある下腿屈筋群の1つ。脛骨および腓骨後部の3分の2で起こり、そこから、内果の後面で内果溝を滑液鞘に包まれながら下行。載距突起と舟状骨粗面の間を通って足底に達すると腱は2索に分かれ、内側の太い索は舟状骨粗面に、外側のやや細い索は3個の楔状骨に停止する。足根関節での足の内がえしと、足関節での足の底屈に作用し、踵にかかる負担を分散させる。

第7章 下腿の筋肉

後脛骨筋

Athletics Column
骨格の非対称とTPとの関係

ヒトの骨格は、厳密には左右対称ではありません。自分の顔を鏡に映してじっくり見ると、それがよくわかります。直立の姿勢なのに左右どちらかの足に自然と体重がかかるのは、左右の脚長が微妙に異なるからです。その非対称がわずかなものなら問題ありません。しかし、医師の診断を受けて脚長差が5mm以上あるというのであれば、股関節や膝関節に負担がかかり、それがTP発生の原因となっている可能性もあります。顔の骨格の非対称も、歯の噛み合わせの異常がTPの発生につながっているのであれば、治療の必要があります。

下腿
長母趾屈筋（ちょうぼしくっきん）

ポイント
- 後脛骨筋や長趾屈筋と深層の下腿屈筋群を構成
- 不安定な地面の歩行や走行がＴＰの主な原因
- ＴＰが外反母趾や腱膜瘤を引き起こすこともある

趾節間関節の屈曲や足関節の底屈に作用

長母趾屈筋は、後脛骨筋や長趾屈筋と共に、深層の下腿屈筋群に数えられる筋肉の1つです。起始は、脛骨後部の遠位3分の2。そこから、厚い筋膜が距骨と踵骨の長母指屈筋腱溝の中で滑液鞘に包まれた腱に移行し、筋は**屈筋支帯**の下をくぐって足底へ出て母趾の末節骨底で停止します。作用は、中足趾節関節と趾節間関節での母趾の屈曲と、足根関節での足の内がえし、足関節での足の底屈。体重が足の前方にかかる際の平衡感覚の維持と、歩行時の安定性に貢献します。

原因

長母趾屈筋のＴＰは、左右に傾斜のある地面を歩いたり、砂地のような下が不安定な場所を走ったりする運動を通じて、距骨下関節の過度な回内や筋肉の酷使を行うと引き起こされます。

傾向

長母趾屈筋のＴＰは、歩行や走行の際の足部痛、とくに**母趾球**や第1中足骨頭の痛みとなって現れる傾向があります。また、関連する足指の伸展の制限や、筋肉のけいれん、**外反母趾**などが発生することもあります。

注意点

長母趾屈筋のＴＰでは、シンスプリント、深後方コンパートメント症候群、足根管症候群、関連する腱の腱滑膜炎など、ほかの疾患と誤って診断しないよう注意。ほかの部位、とりわけ長母趾屈筋以外の下腿屈筋群のＴＰ関連痛パターンとの区別には注意を必要とします。

試験に出る語句

屈筋支帯
長趾屈筋腱、長母趾屈筋腱、後脛骨筋腱、後脛骨動脈、脛骨神経などがその深部を通る靱帯。足根管を形成する脛骨の内果、踵骨隆起の内側突起と足底腱膜に付着する。

母趾球
親指の足裏側の付け根にある膨らみ部分。走行時やジャンプ時に体重を乗せ、衝撃を吸収する。内部には種子骨が2つある。

キーワード

外反母趾
足の親指の付け根の関節が第2趾側に、くの字（20度以上）に曲がる足の変形。原因には遺伝的なものと非遺伝的なものがあり、後者の場合、ハイヒールなど足と形の合わない履物が原因になるケースが多い。

トリガーポイント

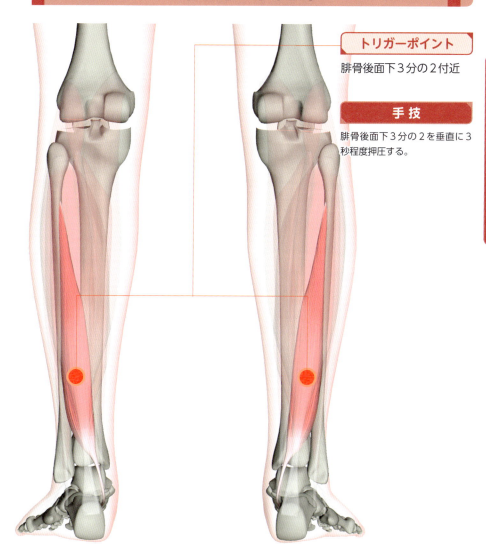

トリガーポイント
腓骨後面下3分の2付近

手技
腓骨後面下3分の2を垂直に3秒程度押圧する。

第7章 下腿の筋肉

長母趾屈筋

筋の位置と特徴

　深層の下腿屈筋群に属する筋肉の1つ。脛骨後部の遠位3分の2で起こり、そこから厚い筋膜が距骨と踵骨の長母指屈筋腱溝の中で滑液鞘に包まれた腱に移行。筋は屈筋支帯の下をくぐって足底へ出て母趾の末節骨底で停止する。中足趾節関節と趾節間関節での母趾の屈曲と、足根関節での足の内がえし、足関節での足の底屈に作用。体重が足の前方にかかる際、平衡感覚と足関節の安定性に寄与している。

長趾屈筋
ちょうしくっきん

ポイント
●後脛骨筋や長母趾屈筋と深層の下腿屈筋群を構成
●凹凸のある場所で歩行・走行をするとTPの原因に
●TPの発生によって足関節の可動域が制限

平衡感覚の維持と歩行時の安定性に作用

　長趾屈筋は、後脛骨筋や長母趾屈筋とともに、深層の下腿屈筋群に数えられる筋肉です。起始は、脛骨後部の中間部3分の1。そこから、腱は屈筋支帯の下を滑液鞘に包まれて足底に達し、筋は下腿で後脛骨筋と交差し、足底では長母指屈筋と上方で交差、さらに足底で腱は4本の停止腱に分かれ、第2～第5趾の末節骨で停止します。作用は、中足趾節関節と趾節間関節での第2～第5趾の屈曲、足根関節での足の内がえし、足関節での足の底屈です。

原因

　長趾屈筋のTPは、左右に傾斜のある地面を歩いたり、砂地のような下が不安定な場所を走ったりする運動を通じて、距骨下関節の過度な回内や筋肉の酷使を行うと引き起こされます。

傾向

　長趾屈筋のTPは、歩行や走行の際の足部痛（とくに足底前外側と足指の痛み）や、ふくらはぎ内側面に線状に広がる痛みとなって現れる傾向があります。また、関連する足指の伸展の制限や、筋肉のけいれんが発生することもあります。

注意点

　長趾屈筋のTPでは、シンスプリント、深後方コンパートメント症候群、足根管症候群、関連する腱の腱滑膜炎など、ほかの疾患と誤って診断しないよう注意。ほかの部位、とりわけ長趾屈筋以外の下腿屈筋群のTP関連痛パターンとの区別には注意を必要とします。

試験に出る語句

屈筋支帯
長趾屈筋腱、長母趾屈筋腱、後脛骨筋腱、後脛骨動脈、脛骨神経などがその深部を通る靱帯。足根管を形成する脛骨の内果、踵骨隆起の内側突起と足底腱膜に付着する。

キーワード

コンパートメント症候群
打撲や骨折、脱臼による出血などで下腿の組織内圧が上昇し、筋肉内細動脈の血行障害が発生し、筋腱神経組織が壊死する障害。全身どこでも起こり得るが、筋膜で細かく区切られている下腿は内圧が上昇しやすいという特徴があり、とりわけ発症しやすい。下腿には4つの筋区画（コンパートメント）があり、その位置によってそれぞれ前方コンパートメント、外側コンパートメント、後方コンパートメント、深後方コンパートメントの名がある。

トリガーポイント

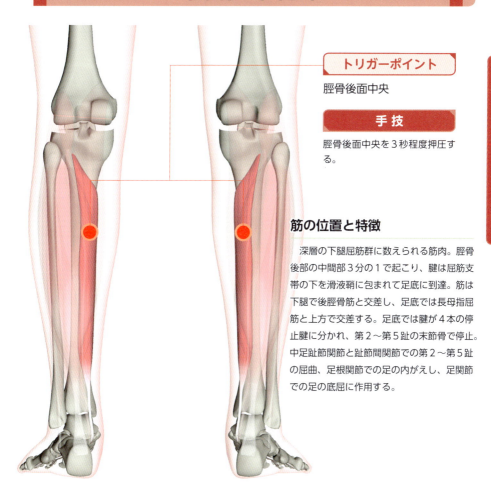

トリガーポイント
脛骨後面中央

手技
脛骨後面中央を3秒程度押圧する。

筋の位置と特徴

深層の下腿屈筋群に数えられる筋肉。脛骨後部の中間部3分の1で起こり、腱は屈筋支帯の下を滑液鞘に包まれて足底に到達。筋は下腿で後脛骨筋と交差し、足底では長母指屈筋と上方で交差する。足底では腱が4本の停止腱に分かれ、第2〜第5趾の末節骨で停止。中足趾節関節と趾節間関節での第2〜第5趾の屈曲、足根関節での足の内がえし、足関節での足の底屈に作用する。

第7章 下腿の筋肉

長趾屈筋

COLUMN　同じ感染症に何度もかかるのはなぜ？

　最も一般的な風邪（上気道炎）の原因ウイルスはライノウイルスです。ライノウイルスには100種類以上の型（亜型という）があるため、すべての型にかかるまで何度も風邪をひくことになるのです。また、インフルエンザウイルスは抗体に認識される部分の構造が自然に変化する性質があるため、何度も感染してしまいます。ヘルペス属のウイルスは、一度感染すると一部の細胞の中に一生残るため、宿主となった人の免疫が低下するとむくむくと再活性化し、口唇ヘルペスや帯状疱疹などを引き起こします。

腓骨筋群(ひこつきんぐん)

ポイント
- 足関節を安定させる役割を担う3つの筋で構成
- 坂道での歩行やランニングが原因となる
- 関連痛が足関節の外側や下腿外側に発生する

足に負荷をかける生活習慣でTPが発生

腓骨筋群とは、長腓骨筋、短腓骨筋、第3腓骨筋の総称です。これらはすべて足関節を安定させる役割を担っています。

長腓骨筋は腓骨頭、腓骨外側縁上方3分の2、前・後下腿筋間中隔、脛骨外側顆より起始し、外顆の後方を通って第1楔状骨足底面、第1中足骨底部に停止。短腓骨筋は腓骨外側面から起始し、外顆の後方を通って第5中足骨粗面に停止。第3腓骨筋は長腓骨筋の補助筋で、長趾伸筋の一部が枝分かれしてできた小さな筋です。

原因
坂道での歩行やランニングなど、急性的・慢性的な筋肉の酷使や、つま先を真っすぐに伸ばしての就寝やハイヒールの着用、ギプスでの下腿や足首の固定によってTPが引き起こされます。また、小殿筋前部のTPからの関連痛として発生することもあります。

傾向
長腓骨筋と短腓骨筋のTPと関連痛は、距骨の外側周囲や足関節の外側、下腿外側に発生する傾向があります。第3腓骨のTPと関連痛は、足関節の前側、距骨外側後方、踵の上下に発生する傾向があります。

注意点
腓骨筋群のTP関連痛を、関節炎や慢性的な捻挫と誤診する場合があるので注意が必要です。腓骨筋群のTPに向けたケアで改善しない場合は、腰部椎間板ヘルニア、長腓骨筋の断裂などの可能性を検討すべきです。

試験に出る語句

長腓骨筋
足首を外がえしさせて小指を持ち上げるほか、足関節の底屈の補助筋としても作用する。

短腓骨筋
主な作用は長腓骨筋と同じ。

第3腓骨筋
主な作用は足関節背屈と外がえし。先天的に欠損している人もいる。

メモ

3つの筋の連動
腓骨筋群のいずれかが筋力低下すると、足首が不安定となり、捻挫や骨折を引き起こしやすくなる。

トリガーポイント

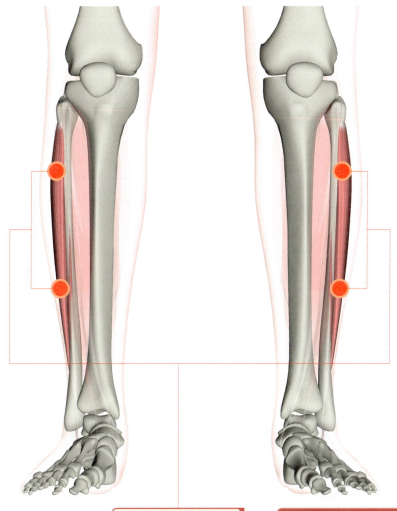

第7章 下腿の筋肉

腓骨筋群

トリガーポイント
腓骨頭の直下および外顆の5横指上

手技
下腿外側を垂直方向に3秒程度押圧する。

筋の位置と特徴

　長腓骨筋、短腓骨筋、第3腓骨筋という3つの筋で構成され、すべて腓骨頭から足根骨にかけて存在している。いずれも足関節を安定させる役割を担うほか、長腓骨筋と短腓骨筋は足裏のアーチの形成にも貢献。

筋肉名索引

あ
円回内筋（えんかいないきん） …………… 102

か
回外筋（かいがいきん） …………………… 120
外側広筋（がいそくこうきん） …………… 164
外側翼突筋（がいそくよくとつきん） …… 48
外腹斜筋（がいふくしゃきん） …………… 134
顎二腹筋（がくにふくきん） ……………… 50
眼輪筋（がんりんきん） …………………… 40
頬骨筋（きょうこつきん） ………………… 42
胸鎖乳突筋（きょうさにゅうとつきん） … 54
棘下筋（きょくかきん） …………………… 70
棘上筋（きょくじょうきん） ……………… 68
肩甲下筋（けんこうかきん） ……………… 74
肩甲挙筋（けんこうきょきん） …………… 58
咬筋（こうきん） …………………………… 44
後脛骨筋（こうけいこつきん） …………… 192
後頭下筋群（こうとうかきんぐん） ……… 52
広背筋（こうはいきん） …………………… 76
股関節内転筋群
（こかんせつないてんきんぐん） ………… 170

さ
三角筋（さんかくきん） …………………… 66
膝窩筋（しっかきん） ……………………… 174
斜角筋（しゃかくきん） …………………… 56
尺側手根屈筋
（しゃくそくしゅこんくっきん） ………… 112
尺側手根伸筋
（しゃくそくしゅこんしんきん） ………… 124
小円筋（しょうえんきん） ………………… 72
小胸筋（しょうきょうきん） ……………… 82
小殿筋（しょうでんきん） ………………… 150
上腕筋（じょうわんきん） ………………… 96
上腕三頭筋（じょうわんさんとうきん） … 98
上腕二頭筋（じょうわんにとうきん） …… 94
深指屈筋（しんしくっきん） ……………… 110
脊柱起立筋（せきちゅうきりつきん） …… 140
前鋸筋（ぜんきょきん） …………………… 84

前脛骨筋（ぜんけいこつきん）……… 180
浅指屈筋（せんしくっきん）……… 108
前頭筋（ぜんとうきん）……… 38
総指伸筋（そうししんきん）……… 122
足底筋（そくていきん）……… 190
側頭筋（そくとうきん）……… 46

た
大円筋（だいえんきん）……… 78
大胸筋（だいきょうきん）……… 80
大腿筋膜張筋
（だいたいきんまくちょうきん）……… 160
大腿直筋（だいたいちょっきん）……… 162
大殿筋（だいでんきん）……… 146
短橈側手根伸筋
（たんとうそくしゅこんしんきん）……… 118
中間広筋（ちゅうかんこうきん）……… 166
肘筋（ちゅうきん）……… 114
中殿筋（ちゅうでんきん）……… 148
長趾屈筋（ちょうしくっきん）……… 196
長趾伸筋（ちょうししんきん）……… 184
長掌筋（ちょうしょうきん）……… 106
長橈側手根伸筋
（ちょうとうそくしゅこんしんきん）……… 116
長母趾屈筋（ちょうぼしくっきん）……… 194
長母趾伸筋（ちょうぼししんきん）……… 182
腸腰筋（ちょうようきん）……… 144
橈側手根屈筋
（とうそくしゅこんくっきん）……… 104

な
内側広筋（ないそくこうきん）……… 168
内腹斜筋（ないふくしゃきん）……… 136

は
ハムストリングス（はむすとりんぐす）……… 172
板状筋群（ばんじょうきんぐん）……… 60
腓骨筋群（ひこつきんぐん）……… 198
腓腹筋（ひふくきん）……… 186
ヒラメ筋（ひらめきん）……… 188
腹横筋（ふくおうきん）……… 142
腹直筋（ふくちょくきん）……… 132
縫工筋（ほうこうきん）……… 158

や
腰方形筋（ようほうけいきん）……… 138

ら
梨状筋（りじょうきん）……… 152

わ
腕橈骨筋（わんとうこつきん）……… 100

用語索引

数字
3つの筋の連動 … 198

英字
ATP … 20
RICE処置 … 151

あ
アイシング … 99
圧痛 … 22
アデノシン三リン酸 … 20
アレルギー … 176
陰部大腿神経 … 144
ウイルス … 197
ウィンギング … 82
烏口突起 … 82
烏口腕筋 … 94・96
栄養学 … 32
腋窩部 … 72
エクササイズ … 77
遠位腱 … 70
円回内筋 … 102・120

円回内筋遠位端の触診 … 102
円回内筋症候群 … 110
横隔膜のＴＰ … 84
横突起 … 56

か
回外筋 … 120
回旋筋腱板 … 68・72
外側広筋 … 164
外側翼突筋 … 48
外反母趾 … 194
外腹斜筋 … 134
外閉鎖筋 … 152
開放外傷 … 30
下顎骨咬筋粗面 … 44
顎二腹筋 … 50
下伸筋支帯 … 182
下双子筋 … 152
鵞足 … 158
肩関節周囲炎 … 66
活動性ＴＰ … 45

下殿神経	146	筋鞘	30
過敏性腸症候群	24	筋肉の緊張	28
過労性脛部痛	180	筋ポンプ作用	187
感覚異常性大腿神経痛	160	筋膜	30・77
眼窩部	40	筋力低下	71
眼瞼下垂	54	筋力トレーニング	126
眼瞼部	40	屈筋支帯	194・196
環軸関節	52	クレピタス	48
感染症	154	痙性斜頸	60
環椎	52	茎突舌骨筋	50
眼輪筋	40	頸部椎間板障害	104
関連痛	22・26・146	頸部椎間板症候群	72
関連痛パターン	22・170	楔状骨	192
関連痛領域	28・68	腱画	132
拮抗筋	180・182・184	肩甲下窩	74
急性・慢性の筋肉酷使	48	肩甲下筋	74
胸郭出口症候群	98・108・112	肩甲胸郭関節	76
胸鎖乳突筋	52	肩甲挙筋	58
頰骨筋	42	肩甲棘	66
胸骨頭	54	肩甲骨	58
狭窄性腱鞘炎	100	肩甲骨外側縁の下角	78
胸鎖乳突筋	54	腱板損傷	66
狭心症	84	肩峰下滑液包炎	66
胸腰筋膜	136	咬筋	44
棘下窩	70	咬筋粗面	44
棘下筋	58・68・70・72・82	広筋群の作用	166
棘筋	140	後脛骨筋	192
棘上筋	58・68・72・82	口腔前庭	48
局所単収縮反応	27	後十字靱帯損傷	174
棘腕筋	58	抗重力筋	188
虚血状態	28	後頭下筋群	52

後頭骨	52
広背筋	76
後腹筋	138
絞扼	38・184
股関節内転筋群	170
骨格	193
骨格筋筋膜	20
骨格筋組織	20
小指の伸筋	122
コンパートメント症候群	180・196

さ

鰓弓	50
載距突起	192
最長筋	140
索状硬結	20・22・26・28
坐骨神経痛	138・150
坐骨神経の圧迫	152
鎖骨頭	54
三角筋	66
三叉神経	46・54
指圧	49
軸椎	52
しこり	26
示指伸筋	118
指節間関節	108
膝蓋骨	164
膝蓋靭帯	164
膝窩筋	174
斜角筋	56
斜角筋群	116
尺骨鉤状突起	102・108

尺側手根屈筋	112
尺側手根伸筋	124
斜膝窩靭帯	190
尺骨神経	104・112
収縮と弛緩	46
舟状骨粗面	192
手関節機能障害	106・112
手関節機能不全	102
手関節屈筋群	104
手関節伸筋群	116
手関節の背屈制限	122
手技	28
手根管症候群	110
小円筋	72・78
小円筋下縁	78
消化性潰瘍	134
小胸筋	82
小頬骨筋	42
小結節稜	74
上後鋸筋	98
踵骨棘	188
踵骨腱	186・188
小指伸筋	120
上伸筋支帯	182
上前腸骨棘	160
上双子筋	152
小腸内感染症	134
小殿筋	150
上殿神経	148
上腕筋	96
上腕骨小結節	74

上腕骨体	96
上腕骨内側顆上稜	102
上腕骨内側上顆	102
上腕骨内側上顆炎	82
上腕骨の結節間溝	80
上腕骨の内側二頭筋溝	76
上腕三頭筋	98
上腕伸筋群	98
上腕二頭筋	94
上腕二頭筋腱炎	70・80
深頸筋	56
深指屈筋	110
深層にある下腿屈筋群	192
深部静脈血栓	186
深部痛	44
睡眠	86・137
ストレートネック	56
ストレス	62
ストレッチ	125
スポーツ	143
成長痛	186
脊柱起立筋	140
舌骨	50
セルフケア	61
前鋸筋	84
前脛骨筋	180
潜在性ＴＰ	45
浅指屈筋	108
浅指屈筋のＴＰ発生	108
仙腸関節機能不全	148
疝痛	132
浅頭筋	38
前頭筋	38
前腕伸筋群	100
総指伸筋	118・122
足底筋	190
側頭窩	46
側頭筋	46
側頭骨乳様突起	60
側腹筋	134・142
咀嚼筋	42・44・46・48
足根管症候群	192

た

第12肋骨の下制	138
第1背側骨間筋	110
第2の心臓	186
第3腓骨筋	198
第5中手骨底	112
大円筋	78
大円筋上縁	78
大円筋の可動域制限	78
大胸筋	80
大頬骨筋	42
代謝産物	22
大腿筋膜張筋	148・160
大腿骨転子部滑液包炎	138・150
大腿三角	158
大腿四頭筋	162
大腿伸筋群	158
大腿神経	144
大腿直筋	162
大腿直筋特有の作用	166

大腿方形筋	152	長母趾伸筋	182
大殿筋	146	腸腰筋	144
大殿筋ＴＰの関連痛	146	腸肋筋	140
大内転筋	170	直接的な外傷	172
大腰筋	144	痛覚神経線維	22
唾液の過剰分泌	24	テーピング	117
短橈側手根伸筋	118	テニス肘	114
短内転筋	170	殿筋	146
短腓骨筋	198	橈骨茎状突起橈骨面	100
遅筋線維	188	橈骨神経	114・118
恥骨筋	168	橈骨神経深枝	120
恥骨結合	132	橈骨粗面	94
恥骨稜	132	橈骨体	108
中間広筋	166	橈尺関節	94
肘関節包	114	豆状骨	112
肘筋	114	橈側手根屈筋	104
中手指節関節	108	疼痛	20・40・42・60・68・76・146・190
中殿筋	148	逃避反応	26
肘頭窩	114	ドケルバン	100
腸脛靭帯	160	トリガーポイント	20
長趾屈筋	196	努力吸気	84
長趾伸筋	184	努力呼吸	56
長掌筋	106	**な**	
長掌筋の欠損	106	内臓疾患	132
長掌筋の作用	106	内側広筋	168
長掌筋の触知	106	内側広筋のＴＰ	168
長橈側手根伸筋	116	内腹斜筋	136
長内転筋	170	内閉鎖筋	152・172
長背筋	60	軟部組織	20
長腓骨筋	198	二関節筋	124
長母趾屈筋	194		

は

- 白線 136
- 薄筋 158・170
- ハムストリングス 172
- ハムストリングスの外傷 172
- 早歩き 182・184
- 半腱様筋 158
- 板状筋群 60
- 腓骨筋群 198
- 肘関節を長時間屈曲 96
- ヒスタミン 22
- 腓腹筋 186・190
- 鼻閉 50
- 表情筋 42
- ヒラメ筋 188
- 腹横筋 142
- 腹腔後壁 138
- 腹斜筋 136
- 腹直筋 132
- 腹直筋鞘 80・136
- 副鼻腔炎 42・44
- 副鼻腔性頭痛 54
- 腹部内部の圧迫 134・142
- 腹部不快感 132
- 不正咬合 48
- フットウェア 175
- ブラジキニン 22
- 平面診法 26

- ベーカー嚢腫 174
- 変形性股関節症 164
- 変形性膝関節症 162・166
- 方形回内筋 120
- 縫工筋 158
- 帽状腱膜 38
- 母趾球 194
- 母指内転筋 120

ま

- 末節骨 122
- 慢性的な筋肉の伸張 184
- 耳鳴り 44
- むち打ち 50
- モートン足 152

や

- 有鈎骨鈎 112
- 腰方形筋 138

ら

- 梨状筋 152
- 涙嚢部 40
- 裂孔ヘルニア 134
- ローテーターカフ 68・72
- 肋軟骨 142
- 肋軟骨炎 80

わ

- 脇腹痛 84
- 腕橈骨筋 100・102・116

参考文献（順不同）
『改訂新版 筋骨格系の触診マニュアル 第2版』ジョセフ・E・マスコリーノ　ガイアブックス
『ビジュアルでわかるトリガーポイント治療 増補改訂版』Simeon Niel-Asher　緑書房
『トリガーポイント治療 セルフケアのメソッド』Valerie DeLaune　緑書房
『症状から治療点がすぐわかる！トリガーポイントマップ』伊藤和憲　医道の日本社

【監修者紹介】

齋藤 昭彦（さいとう・あきひこ）

1982年、国立療養所東京病院附属リハビリテーション学院理学療法学科卒業。1989年、日本大学通信教育部文理学部英文学科卒業。2001年、東北大学大学院医学系研究科障害科学専攻博士課程修了。厚生連鹿教湯三才山病院リハビリテーション部などでの病院勤務、シドニー大学大学院（徒手理学療法）への留学の後、国際医療福祉大学保健学部理学療法学科講師に。同大学・大学院教授、杏林大学保健学部理学療法学科教授を経て、現在は、東京家政大学健康科学部リハビリテーション学科教授を務める。著書に、『運動・からだ図解　骨・関節・靭帯・神経・血管の触診術の基本』（マイナビ出版）など。

編集	有限会社ヴュー企画（三上慎之介）
カバーデザイン	伊勢太郎（アイセックデザイン）
本文デザイン・DTP	中尾剛（バズカットディレクション）
執筆協力	神田賢人
3Dグラフィックス	グラフィックス佐藤株式会社
イラスト	中村滋

運動・からだ図解　症状から治療点をさぐる　トリガーポイント

2019年 9月20日　初版第1刷発行
2024年11月11日　初版第8刷発行

　監修者　齋藤昭彦
　発行者　角竹輝紀
　発行所　株式会社マイナビ出版
　　　　　〒101-0003
　　　　　東京都千代田区一ツ橋2-6-3 一ツ橋ビル2F
　　　　　電話　0480-38-6872（注文専用ダイヤル）
　　　　　　　　03-3556-2731（販売部）
　　　　　　　　03-3556-2735（編集部）
　　　　　URL　http://book.mynavi.jp

印刷・製本　シナノ印刷株式会社
※価格はカバーに表示してあります。
※落丁本、乱丁本についてのお問い合わせは、TEL0480-38-6872（注文専用ダイヤル）か、電子メールsas@mynavi.jpまでお願いいたします。
※本書について質問等がございましたら、往復はがきまたは返信切手、返信用封筒を同封のうえ、㈱マイナビ出版編集第2部書籍編集1課までお送りください。
　お電話でのご質問は受け付けておりません。
※本書を無断で複写・複製（コピー）することは著作権法上の例外を除いて禁じられています。

ISBN978-4-8399-6849-6
©2019 Akihiko Saito
©2019 Mynavi Publishing Corporation
Printed in Japan